シリーズ・現象を解明する数学
Introduction to Interdisciplinary Mathematics: Phenomena, Modeling and Analysis

三村昌泰，竹内康博，森田善久：編集

ウイルス感染と常微分方程式

岩見真吾／佐藤 佳／竹内康博 著

共立出版

本シリーズの刊行にあたって

数学は2000年以上の長い歴史を持つが，庞大な要因が複雑に相互作用をする生命現象や社会現象のような分野とはかなり距離を持って発展してきた．しかしながら，20世紀の後半以降，学際的な視点から，数学の新しい分野への展開は急速に増してきている．現象を数学のことばで記述し，数理的に解明する作業は可能だろうか？ そして可能であれば，数学はどのような役割を果たすことができるであろうか？ 本シリーズでは，今後数学の役割がますます重要になってくると思われる生物，生命，社会学，芸術などの新しい分野の現象を対象とし，「現象」そのものの説明と現象を理解するための「数学的なアプローチ」を解説する．数学が様々な問題にどのように応用され現象の解明に役立つかについて，基礎的な考え方や手法を提供し，一方，数学自身の新しい研究テーマの開拓に指針となるような内容のテキストを目指す．

数学を主に学んでいる学部4年生レベルの学生で，（潜在的に）現象への応用に興味を持っている方，数学の専門家であるが，数学が現象の理解にどのように応用されているかに興味がある方，また逆に，現象を研究している方で数学にハードルを感じているが，数学がどのように応用されているかに興味を持っている方などを対象としたこれまでの数学書にはない新しい企画のシリーズである．

編集委員

まえがき

インフルエンザ，エイズ，B/C 型肝炎，出血熱など，様々なウイルス感染症が，私達人類の安全で健全な生活を脅かし続けている．インフルエンザウイルスや重症急性呼吸器症候群（SARS）ウイルス等の呼吸器系ウイルスは瞬く間に人々に伝播し，ヒト免疫不全ウイルス（HIV）や B/C 型肝炎ウイルス（HBV/HCV）等の性感染症ウイルスは知らない間に人々に感染し，エボラウイルスやマールブルクウイルス等の出血熱ウイルスは極めて高い死亡率で人々を死に至らしめる．人類はこのようなウイルス感染症と闘うために，ウイルス学的手法，免疫学的手法，生化学的手法，分子生物学的手法などを用いて，「ウイルス」を様々な視点から研究し，その正体や弱点を暴くことで，治療法や予防法を確立してきた．また，近年では国内外において，少数ではあるが数理科学の研究者がバイオインフォマティクス学的手法，構造生物学的手法，進化生物学的手法，数理モデル学的手法などを用いてウイルス学へ参入し始めている．これらの手法を用いれば，現在の実験技術では計測不能な事柄を定量化したり予測したりすることが可能になる．すなわち，数理科学が実験学と相補的な融合を果たすことで，従来のウイルス学では踏み込めなかった詳細で革新的な研究を展開することが可能になるのである．

後に詳述するが“HIV 感染者におけるウイルス感染が極めて動的なものであり，感染慢性期のウイルス量は日々変化する破壊と再生のダイナミズムのもとで維持されている”と現在では異論のない事実を明らかにしたのは，意外にも数理モデルを用いた融合研究であった [85, 215]．これら 2 つの論文 [85, 215]

は，1995 年の *Nature* 誌の同巻の連続ページに掲載され，数理モデルを用いた解析がウイルス学の世界で広く認知されるきっかけとなった歴史的な研究である．その後約 10 年間，特に，HIV やサル免疫不全ウイルス（SIV），HCV の分野では，治験・臨床データの定量的研究が積極的になされ，大きな成果を残したこともあり [52, 146, 156, 169, 170]，ウイルス感染の数理モデルは，実験学との融合という側面において，その近代的基礎が確立されたように思われる．しかし，その後現在に至るまでは，ウイルス学分野における卓越した実験学と数理科学の融合研究は，達成されていない．

この状況は，嘆くことと同時にチャンスでもあるが，残念ながら日本には，ウイルス感染の臨床・治験・実験データを定量的に扱える専門家がほとんど存在しない．日本では，医学とその他の学問に“不思議な壁”があることに加え，このような黎明期の融合研究分野を学ぶための入門書がないことが原因の 1 つと考えられる．そこで，本書では，欧米諸国と比較して日本での参入が遅れている数理モデルを用いたウイルス感染の臨床・治験・実験データの定量的解析の話題を中心に取り上げ，基本的な数理モデリングによるデータ解析の手法とそのウイルス学への貢献を解説する．常微分方程式の数理モデルに焦点を当て，歴史的に重要な論文と著者らのオリジナル研究を紹介する日本で初めてとなる計算ウイルス学の入門書である．欧米諸国を中心に繰り広げられてきた数理モデルを用いた臨床データの定量的解析，及び，著者らが近年展開している数理モデルを用いたウイルス感染実験データの定量的解析を詳細に説明している．本書で解析される様々なウイルス感染のデータを全て掲載している点も他書にはない特徴である．是非，読者自らこれらのデータを解析することで，データを扱うことの難しさと興味深さを味わっていただきたい．そして，将来，本書を通して，日本でもウイルス学への数理科学研究の参入が促進され，世界を牽引する融合研究が展開されることを期待している．また，本書で主に登場する，インフルエンザウイルス，ヒト免疫不全ウイルス，サル免疫不全ウイルス，サル/ヒト免疫不全ウイルス，及び，C 型肝炎ウイルスについて，読者にそのウイルス学的背景に興味をもつ機会を提供するために，各ウイルスの専門家に寄稿いただいたそれぞれのウイルスの歴史的背景や研究背景に関する原稿をコラム形式で紹介する．

執筆には大きな労力と長い時間を要しましたが，本書が世に出て，多くの研究者，特に，若い研究者の目に触れ，彼らの知的欲求を掻き立て，素晴らしい融合研究が行われ，そして，後の世に本書が語り継がれていくことになれば，本当にうれしく思います．最後に，なかなか筆が進まない期間，本当に辛抱強く原稿を待っていただいた共立出版株式会社の赤城圭さんと大谷早紀さんに心から感謝申し上げます．

2016年3月　パリにて

岩見 真吾

目　次

第1章

数理科学と実験ウイルス学の融合

ウイルスは，生物の細胞を利用して自己を複製させることのできる微小な構造体であり，タンパク質（あるいは脂質）の殻とその内部に包含されている核酸からなる．一般的なウイルスのゲノムサイズは～10^5 塩基数程度であり，大きさは数十 nm から数百 nm である．また，生物は，DNA を遺伝子の設計図，RNA を遺伝子のコピーとして用いる（分子生物学の用語として，この DNA → RNA の流れを「セントラルドグマ」と呼ぶ）のに対して，ウイルスは，自身の遺伝子を設計図として，DNA あるいは RNA のいずれかを用いている．このように，ウイルスとは極めて単純で機械的な構造体である．しかしながら，ウイルスの標的細胞内での複製ダイナミクスや標的細胞間での感染ダイナミクス，免疫細胞との攻防ダイナミクス，さらに，それらに起因する病態メカニズムは非常に複雑である．本書では，数理モデルを用いて経時的な実験データを解析し，複雑で動的なウイルス感染を定量的に理解することに焦点を当てた，数理科学と実験科学の融合研究を紹介していく．

1.1 次世代のウイルス学研究に向けて—計算ウイルス学の展開—

前世紀からの連綿として続く生命科学分野における研究手法の発達に伴い，ウイルス学的・免疫学的・病態生理学的・生化学的ならびに分子生物学的アプローチが確立され，我が国においても様々なウイルス疾患の分子病態解明に関する重要な研究成果が挙げられてきた．しかし，ウイルス疾患研究の多くは，臨床並びにノックアウトマウス等の実験動物検体を分子・細胞生物学的手法により解析する実験科学研究が主体をなしている．他方，これら疾患を根本的に理解するためには，既存の解析手法から判明した「現象」の「1つの断面」からの理解（相関関係，特定の要素間の関係）に加え，「現象」の「動的システム」としての包括的な理解が近年希求され始めてきた．これは，研究分野の成熟に伴い，これらの研究手法から得られる断片的知見が飽和するとともに，知見自体が示す内容も細分化と巨大化を重ねることにより，ウイルス疾患の全体像に関する概念的理解が困難になってきたからである．すなわち，「分子・タンパク質」などの基本要素に還元して生命現象を理解しようとする近現代生命科学の限界と課題が表出し始めていると言える．

著者らは，このような還元主義に基づく生命科学の現状にブレイクスルーをもたらすために，従来のウイルス学研究に数理科学的な手法を導入し，これまでとは全く異なるアプローチにより感染現象を説明する医学と数学の融合分野である“計算ウイルス学”を新たに展開していくことを目指している．本来，生体内におけるウイルス感染とは，ウイルスと標的細胞と免疫系とが複雑に相互作用し合うシステマティックかつダイナミックな生命現象である．つまり，従来のウイルス学研究で行われている「あるタンパク質の発現量」や「細胞の活性化状態」といった実験データをある時点において複数個比較するという「定性的」かつ「静態的」な考察からの解析情報は，極めて限定的となる．計算ウイルス学では，これまでウイルス学で行われてきた実験解析に加え，数理モデリング・数理解析・コンピューターシミュレーションによる分析を行うことで，ウイルス感染疾患のダイナミクスを「定量的」かつ「経時的・動態的」に取り扱い，未知の感染プロセスを明らかにしていく．そして，新たな感染メカニズムの同定や新規治療薬開発の標的決定に有用なアイデアを提供していくことを見据えている．

1.2　ウイルス感染ダイナミクス定量化の試み

数理モデルを用いてウイルス感染の動態（ダイナミクス）を理解することができれば，ウイルス感染の様々な側面を定性的かつ定量的に見ることが可能になってくる．すなわち，従来の静態的ウイルス学の範疇には留まらない，ウイルス感染の深い理解と，それに基づいた臨床・社会応用に繋がる研究基盤を確立できる．特に，ヒト免疫不全ウイルス（HIV）やサル免疫不全ウイルス（SIV）の研究分野において，数理モデルを用いたウイルス感染，及び，免疫反応に関するダイナミクスの定量的解析が成功したことで[85, 89, 91, 109, 146, 147, 165, 169, 170, 215]，様々なウイルス学研究において数理モデルを用いたアプローチへの関心が高まっている．

例えば，インフルエンザウイルスでは，マウス・ヒトによる感染実験データから生体内でのA型インフルエンザウイルスの感染ダイナミクスが[8, 140]，培養細胞を用いた感染実験データから抗インフルエンザ薬による阻害効果が[10]，定量的に解析され始めた．C型肝炎ウイルス（HCV）では，抗ウイルス薬を用いた治験データの解析より薬剤の作用機序が予測され[52, 156]，B型肝炎ウイルス（HBV）では，感染初期における臨床データの解析より免疫反応を定量的に説明することが可能になった[21]．一方，サイトメガロウイルスに関する研究では，治験データの解析より抗ウイルス薬の投与経路（静脈投与か経口投与）による薬効の違いが定量的に説明されている[58]．また，リンパ球性脈絡髄膜炎ウイルスやエンテロウイルスの感染ダイナミクスや免疫反応に関する研究も少しずつ展開されている[43, 64]．さらに，近年では，細胞内のウイルス複製の数理モデリング，及び，それら数理モデルによる培養細胞を用いた感染実験データの定量的解析も徐々に行われつつある[34, 37, 153, 154]．分子生物学的・生化学的手法の恩恵により細胞内のウイルス複製に関連する様々な実験データが計測可能になったことで，今後，細胞内ウイルス複製の数理モデルを基軸にした研究が盛んになると考えられる．このように様々なウイルスの感染ダイナミクス定量化の試みがなされてきた（なされている）．

1.3　理論と実験の相互フィードバック型の研究へ

かつて，ウイルス感染疾患を対象とした応用数学研究は，実験医学・生命科学のコミュニティーとはほとんど接触をもっていなかったが，現在，欧米諸国の全ての大規模な実験科学グループは，数理科学者との共同研究を行っている．これは，前節にもあるように，1990年代に勃興した，欧米諸国における生命現象の数理モデリング研究が，とりわけHIV感染症を対象とするウイルス学において大きな成功を収めたことに端を発する [85, 215]．これら欧米諸国で実施されてきた大多数の共同研究は，治験等の臨床データを用いており，ヒト生体内におけるウイルス感染症の感染機構や治療効果などを定量的に理解するためには重要であった．しかし，これらの共同研究では，その技術的・倫理的な観点から，古典的手法に依拠した方法で測定された様々な制約のあるデータを用いなければならないため，単方向かつ単面的な共同研究に留まっていた．今後は，ロバストな数理科学的解析を行うために必要な質の高いウイルス学・免疫学的な実験データを得ることができる優れた共同研究体制を整備し，「実験⇔数理解析」の連続的相互フィードバックに基づく多面的・ウイルス横断的な融合研究を展開していくことが重要になってくる．まさに，計算ウイルス学が目指す研究像そのものである．

第2章

ウイルス感染の数理モデル

本章では，様々なウイルス感染のダイナミクスを記述する際に用いられる，最も基本的な数理モデルを紹介し，数理モデルを用いることで定量化できるいくつかのウイルスダイナミクスの指標について説明する．また，基本的な数理モデルの背後に存在する力学的構造についても概説する．次に，これらの数理モデルを用いて，ヒトのA型インフルエンザウイルス（H1N1）感染実験データ及びアカゲザルによるSHIV感染実験データを解析し，具体的に，これらのウイルスの生体内におけるダイナミクスを定量化する．さらに，培養細胞系によるウイルス感染実験と数理モデルを用いることで，より詳細なウイルス感染ダイナミクスの解析が可能になることを示していく．

2.1 ウイルスダイナミクス

ウイルスの増殖は宿主の細胞内で行われる（図2.1は，HIV-1の複製サイクルを示している）[191]．自律的な増殖ができないウイルスが増殖するためには，宿主となる標的細胞に結合し，侵入する必要がある．動物ウイルスの細胞侵入を可能にしているのは，ウイルス表面のウイルスタンパク質と細胞表面の特異的受容体の間の相互作用である．従って，動物ウイルスの宿主域（微生物がどの生物種に感染するか）とトロピズム（どの細胞や組織に親和性をもつか）には宿主受容体の存在が大きく関わっている．例えば，ポリオウイルスの宿主域が霊長類に限られるのは，霊長類のみが受容体をもつからである．また，HIVが免疫細胞を標的にするのは，それらの細胞にのみ発現しているCD4及

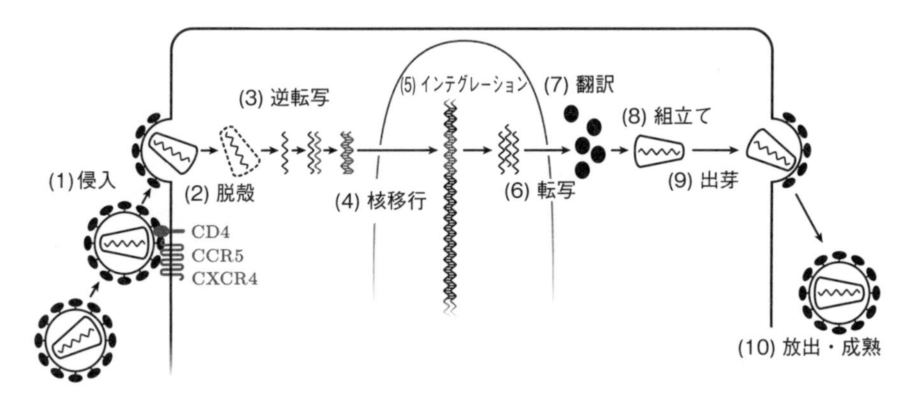

図2.1　HIV-1の複製サイクル [191]：エイズの主たる原因ウイルスであるHIV1型（HIV-1）は，細胞質膜上に発現する受容体であるCD4分子と共受容体受容体であるCXCR4またはCCR5分子と結合し（吸着），膜融合により細胞に侵入する（(1) 侵入）．その後，“コア”と呼ばれる構造体が細胞質で崩壊し（(2) 脱殻），ウイルスゲノムRNAを鋳型とした逆転写反応により，ウイルスDNAが合成される（(3) 逆転写）．ウイルスDNAは，ウイルス由来タンパク質と宿主タンパク質により“組み込み前複合体”と呼ばれる超構造体を形成し，核内に移行し（(4) 核移行），細胞ゲノム内に組み込まれる（(5) ゲノム組み込み：インテグレーション）．その後，細胞ゲノムに組み込まれたウイルスDNAを鋳型に，ウイルスRNAが転写され，ウイルスタンパク質が翻訳される（(6・7) 転写・翻訳）．そして，新規に合成された“コア”の構成分子であるGagタンパク質などにより子孫ウイルスが細胞質膜上で組み立てられ（(8) 組み立て：アセンブリ），出芽する（(9) 出芽）．ウイルス産生細胞から出芽したウイルス粒子は細胞外に放出され，成熟する（(10) 放出・成熟）．なお，HIV-1複製サイクルは，吸着〜ゲノム組み込み（インテグレーション）までの過程を“前期過程”，転写・翻訳〜放出・成熟までの過程を“後期過程”と二別される．

び共受容体を受容体として細胞に感染するからである [222].

細胞への侵入後，まずウイルスは，脂質やタンパク質で構成される外殻を脱ぎ捨てて裸となり，自身のDNAもしくはRNAを複製する．一方，ウイルスのDNAまたはRNAの情報に従って，細胞はウイルスタンパク質を合成する．次に，複製されたDNAまたはRNAと，それらから合成されたウイルスタンパク質をもとに子孫ウイルスが組み立てられ，ウイルス粒子が細胞の外に放出される．そして，感染性のあるウイルス粒子が，新たな標的細胞に感染し，さらなるウイルス粒子を複製させることで感染を広げていくのである．つまり，ウイルス感染は「時々刻々と変化する」感染ダイナミズム，すなわち，“標的細胞にウイルスが感染し，感染細胞がウイルスを複製し，産生されたウイルスがさらに標的細胞に感染していく”というウイルス複製プロセスが非同時かつ多発的に繰り返し起こった結果である．本節では，これらのウイルス複製プロセスを記述する基本的な数理モデルについて紹介していく．

2.1.1 ウイルスダイナミクスの数理モデリング

上述のように，ウイルス感染の様態は非常に複雑であるため，実験科学的にその総体を解明することは極めて困難である．そのため，現在のウイルス学においては，細胞生物学的・遺伝子工学的・分子生物学的な実験技術を駆使し，感染ダイナミズムの「任意の点のスナップショット」を観察する（例えば，ある時刻におけるウイルスの逆転写酵素活性量，$TCID_{50}$ や PFU 量，RNA や DNA 量などを測定する）ことに帰着する場合が多い．しかしながら，感染実験や臨床実験の時系列データと適切な数理モデルを用いることで，非同時かつ多発的に繰り返し起こっているウイルス複製プロセスをより詳細に理解することが可能になってくる．

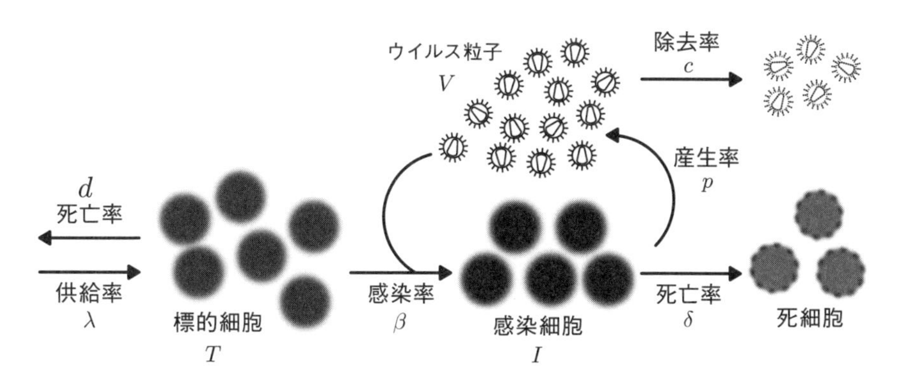

図 2.2 ウイルスダイナミクスの基本的な数理モデリング：任意の時刻 t における標的細胞数，感染細胞数，ウイルス粒子数をそれぞれ，$T(t)$，$I(t)$，$V(t)$ とする．標的細胞は，供給源より単位時間当たり λ だけ補充されていると仮定し，死亡率は d であるとする．ウイルス粒子は，β という割合で標的細胞に感染すると仮定している．ここで，感染細胞は，単位時間当たり p だけウイルス粒子を産生できるとし，δ という割合で死亡すると考えている．また，産生されたこれらのウイルス粒子は，c という割合で除去されると仮定している．

まず，様々なウイルス感染のダイナミクスを記述するときに用いられてきた，最も基本的な数理モデルを紹介する [8, 156, 162, 169, 217]．図 2.2 は，基本的な数理モデルの概要を示している．数理モデルの変数である $T(t)$，$I(t)$，$V(t)$ を，それぞれ任意の時刻 t における標的細胞数，感染細胞数，ウイルス粒子数と定義する．ここで，初期時刻 0 は，ウイルスに感染した（もしくは，実験を開始した）時刻であることを意味している．つまり，初期値 $T(0)$，$I(0)$，$V(0)$ は，ウイルス感染時における，標的細胞数，感染細胞数，ウイルス粒子数である．標的細胞は，供給源より単位時間当たり λ だけ補充されていると仮定し，死亡率は d であるとする．ウイルス粒子は，標的細胞との遭遇・付着・侵入等の効率に依存して，β という割合で標的細胞に感染すると考える．質量作用の法則を仮定すれば，単位時間当たりに新たに感染する標的細胞数（すなわち，新たに生産される感染細胞数）は，$\beta T(t)V(t)$ で表される．次に，感染細胞は，単位時間当たり p だけウイルス粒子を産生できるとし，活性化細胞死やウイルス複製による細胞変性，免疫応答による細胞障害性等の結果，δ という割合で死亡すると考える．すなわち，単位時間当たりに新たに産生されるウイルス粒子数は，$pI(t)$ である．また，産生されたこれらのウイルス粒子は，生体のもつ生理的作用や抗体による中和反応によって c という割合で除去されると仮定する．ここで，各々のパラメーターの意味は，モデリングしたいウイルス感染の種類や時間スケール，空間スケールによって異なることに注意したい．

以上より，ウイルスダイナミクスの数理モデルは，以下のような常微分方程式系で表される：

$$
\begin{aligned}
\frac{dT(t)}{dt} &= \lambda - dT(t) - \beta T(t)V(t),\\
\frac{dI(t)}{dt} &= \beta T(t)V(t) - \delta I(t),\\
\frac{dV(t)}{dt} &= pI(t) - cV(t).
\end{aligned}
\tag{2.1}
$$

現在まで，基本的な数理モデル (2.1) やその改良モデルは，様々な感染実験や臨床実験のデータを説明することに成功してきた．さらに，これらの数理モデルを用いた解析によって，様々なウイルスの生体内・培養細胞内におけるウイルスダイナミクスを解明することが可能になってきたのである．

2.1.2 ウイルスダイナミクスの指標

非同時かつ多発的に繰り返し起こっているウイルス複製プロセスにおいて，ウイルスダイナミクスの指標を計測することは困難である．ここでは，数理モデルを用いることで解析・定量化が可能となる，感染細胞の平均寿命，感染細胞やウイルス粒子の半減期，ウイルスバーストサイズ，感染細胞の基本再生産数といったウイルスダイナミクスの指標を導出する．

感染細胞やウイルス粒子の半減期

時刻 0 における感染細胞数を $I(0)$，感染細胞の死亡率を定数 δ であるとし，新規感染はないものと仮定する．常微分方程式を用いれば，感染細胞 $I(t)$ のダイナミクスは，以下のようになる：

$$\frac{dI(t)}{dt} = -\delta I(t). \tag{2.2}$$

ここで，(2.2) は，基本的な数理モデル (2.1) において新規感染を表す項 $\beta T(t)V(t) = 0$ としたときの感染細胞 $I(t)$ のダイナミクスに対応している．(2.2) は，線形常微分方程式であることより，以下のような解析解が存在することが知られている（なお本書では厳密に解ける解という意味で“解析解”という表現を用いる）：

$$I(t) = I(0)\exp(-\delta t).$$

感染細胞の半減期 t_h における感染細胞数 $I(t_h)$ は，初めの感染細胞数 $I(0)$ の半分になっていることより

$$\frac{I(0)}{2} = I(0)\exp(-\delta t_h)$$

という関係式が成立する．つまり，半減期 t_h は，以下のように計算することができる [170]：

$$\text{感染細胞の半減期} = \frac{\log 2}{\delta}.$$

同様に考えれば，ウイルス粒子についても

$$\text{ウイルス粒子の半減期} = \frac{\log 2}{c}$$

と表すことができる [85, 215].

感染細胞の平均寿命

標的細胞へのウイルス感染が成立してからの時刻を s とする．つまり時刻 s は，感染細胞における感染経過時刻（感染年齢）と考えることができる．ここで，感染経過時刻 s において，感染細胞の死亡の瞬間的な発生率[1]（感染細胞の死亡率）を $\delta(s)$ と定義する．確率変数 X を感染細胞が死亡した時刻として，その分布関数を $F(s)$，確率密度関数を $f(s)$ とすれば，死亡率 $\delta(s)$ は，以下のように定義される（$Pr(A)$ は事象 A の発生する確率を表しているとする）：

$$
\begin{aligned}
\delta(s) &= \lim_{h\to 0}\frac{Pr(s \le X \le s+h\ | s \le X)}{h} = \lim_{h\to 0}\frac{Pr(s \le X \le s+h\ )}{Pr(s \le X)h} \\
&= \frac{f(s)}{1-F(s)} = -\frac{d}{ds}\log(1-F(s)).
\end{aligned}
$$

このとき，$1-F(s)=l(s)$ は，感染経過時刻 s まで感染細胞が生存する確率を示し，生残率と呼ばれる．ここで，

$$
\frac{dl(s)}{ds} = -\delta(s)l(s)
$$

より，以下の関係式を得る：

$$
l(s) = \exp\left(-\int_0^s \delta(\sigma)d\sigma\right).
$$

感染細胞の平均寿命（図 2.3 参照）は，感染細胞が死亡するまでの平均の感染経過時刻であることより

$$
\text{感染細胞の平均寿命} = \int_0^\infty sf(s)ds \tag{2.3}
$$

と表すことができる．

例えば，基本的な数理モデル (2.1) のように，感染細胞の死亡率 $\delta(s)$ は感染経過時刻 s に無関係で一定である（つまり，$\delta(s)=\delta$）と仮定すると，生残率は

$$
l(s) = \exp\left(-\int_0^s \delta d\sigma\right) = \exp(-\delta s)
$$

1) 感染状態から死亡状態への推移強度．実験による実測において「感染状態」や「死亡状態」の定義は，ウイルスの種類や測定方法に依存する．

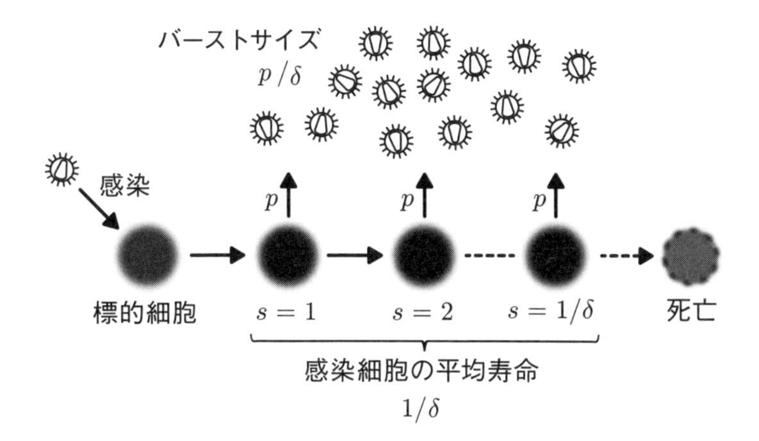

図 2.3　感染細胞の平均寿命とウイルスバーストサイズ：感染細胞の平均寿命は，感染細胞が死亡する平均の感染経過時刻，ウイルスバーストサイズは，1 個の感染細胞が生涯に産生する総ウイルス粒子数と定義することができる．

となる．ここで，$f(s) = \delta(s)(1 - F(s)) = \delta(s)l(s) = -dl(s)/ds$ という関係に注意して，また，

$$\int_0^\infty s\delta(s)l(s)ds = -\int_0^\infty s\frac{dl(s)}{ds}ds = [-sl(s)]_0^\infty + \int_0^\infty l(s)ds \tag{2.4}$$

と計算できることに注目すれば [98]，式 (2.3) と (2.4) より感染細胞の平均寿命は，

$$\begin{aligned} \text{感染細胞の平均寿命} &= [-s\exp(-\delta s)]_0^\infty + \int_0^\infty \exp(-\delta s)ds \\ &= \int_0^\infty \exp(-\delta s)ds = \frac{1}{\delta} \end{aligned} \tag{2.5}$$

と計算できる [169]．

一方，感染細胞の死亡率 $\delta(s)$ が感染経過時刻 s に関係する（つまり，$\delta(s)$ が何らかの分布に従う）場合，感染細胞の平均寿命は，上述した基本的な数理モデル (2.1) における平均寿命 (2.5) とは異なることが知られている [3, 88]．一般的に，記述したい対象（ここでは感染細胞）の異質性（ここでは感染細胞の死亡率が感染経過時刻 s に依存する）を考慮したモデリングをするためには，基本的な数理モデル (2.1) は偏微分方程式等に拡張される必要がある [98]．

ウイルスバーストサイズ

ウイルスバーストサイズ（図2.3参照）は，1個の感染細胞が生涯に産生する総ウイルス粒子数と定義することができる [22]．基本的な数理モデル (2.1) において，感染細胞の平均寿命が (2.5) で表されることと単位時間当たり感染細胞1つが産生するウイルス粒子数が p であることより

$$\text{ウイルスバーストサイズ} = \frac{p}{\delta}$$

と計算できる．

感染細胞の基本再生産数

感染細胞の基本再生産数は，ウイルス感染のごく初期において，1個の感染細胞が生涯に生産する総感染細胞数と定義することができる[2)] [162, 181].

そこで，ウイルス感染のごく初期における標的細胞数は，近似的に一定の値 $T(0)$ を保っていると仮定すれば，感染初期におけるウイルスダイナミクスは，以下のような簡単な数理モデルで記述できる：

$$\begin{aligned} \frac{dI(t)}{dt} &= \beta T(0)V(t) - \delta I(t), \\ \frac{dV(t)}{dt} &= pI(t) - cV(t). \end{aligned} \tag{2.6}$$

(2.6) は，基本的な数理モデル (2.1) において，標的細胞数が一定 $T(t) = T(0)$ であるときに対応している．定数変化法 [74] を使えば，$I(t)$ と $V(t)$ の時間発展は，以下のような積分方程式で書き下せる：

$$\begin{aligned} I(t) &= I(0)\exp(-\delta t) + \int_0^t \exp[-\delta(t-\sigma)]\beta T(0)V(\sigma)d\sigma, \\ V(t) &= V(0)\exp(-ct) + \int_0^t \exp[-c(t-\eta)]pI(\eta)d\eta. \end{aligned} \tag{2.7}$$

ここで，σ は新規の感染細胞が生産された時刻，η は新規のウイルス粒子が産生された時刻である．また，1個の感染細胞からウイルス感染が始まったと考

2) 理論的には，全ての細胞が標的細胞である環境に1個の感染細胞が発生したとき，この感染細胞が生涯に生産する総感染細胞数である．

えれば，$I(0)=1$ かつ $V(0)=0$ である．(2.7) の式 $I(t)$ を式 $V(t)$ に代入して計算すると，感染初期における時刻 t のウイルス粒子数 $V(t)$ は

$$\begin{aligned} V(t) &= \int_0^t \exp[-\delta(t-q)]p\exp(-cq)dq \\ &\quad + \int_0^t \int_0^s \exp[-\delta(s-q)]p\exp(-cq)\beta T(0)dqV(t-s)ds \end{aligned} \tag{2.8}$$

という再生方程式で表すことができる [98, 99]．ここで，$s=t-\sigma$ は，感染細胞が生産されてからの時刻（すなわち，感染経過時刻），$q=t-\eta$ は，ウイルス粒子が産生されてからの時刻である．

従って，(2.8) を用いれば，感染初期における時刻 t に生産された新規感染細胞数は

$$\beta T(0)V(t) = g(t) + \int_0^t \psi(s)\beta T(0)V(t-s)ds \tag{2.9}$$

である．ここで，$g(t)$ と $\psi(s)$ は以下のような関数である：

$$\begin{aligned} g(t) &= \psi(t), \\ \psi(s) &= \int_0^s \exp[-\delta(s-q)]p\exp(-cq)\beta T(0)dq. \end{aligned}$$

(2.9) の $g(t)$ は，ウイルス感染を開始させた1個の感染細胞が時刻 t において新規に生産した感染細胞の数を表している（すなわち，$I(0)=1$ であった感染細胞が感染経過時刻 t で生産した新規感染細胞の数）．また，(2.9) の積分項は，時刻 t において，感染経過時刻が0より大きく t 以下である新規感染細胞が生産した感染細胞の総数を表している．つまり，感染細胞の基本再生産数は，(2.9) の $g(t)$ を全ての時刻0から ∞ で積分した値である．すなわち

$$\text{感染細胞の基本再生産数} = \int_0^\infty \psi(t)dt = \frac{\beta pT(0)}{\delta c} \tag{2.10}$$

と計算できる．

ここで，再生方程式 (2.9) の $\psi(t)$ は再生核と呼ばれ，感染細胞の基本再生産数 (2.10) に以下のような直感的な解釈を与えることができる（図2.4参照）．ウ

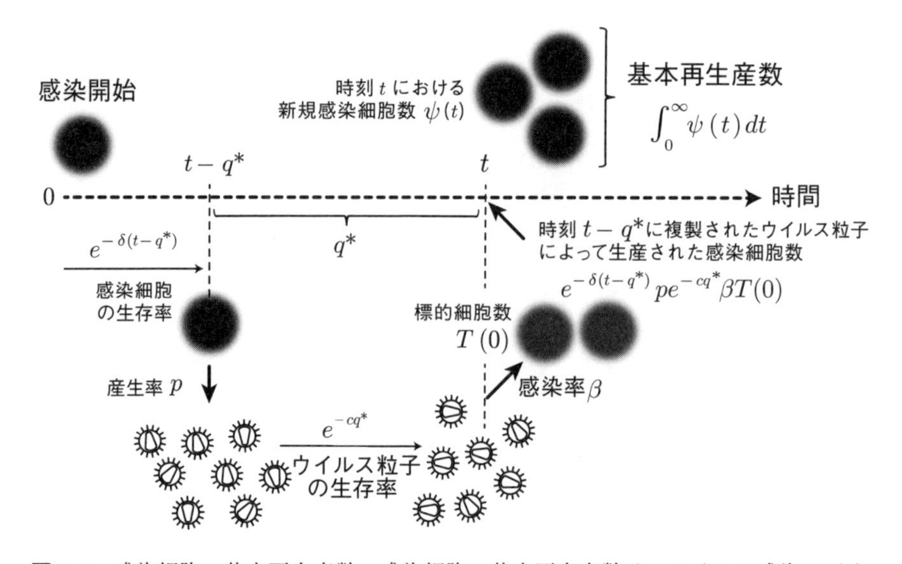

図 2.4　感染細胞の基本再生産数：感染細胞の基本再生産数は，ウイルス感染のごく初期において，1個の感染細胞が生涯に生産する総感染細胞数と定義することができる．ウイルス感染を開始した感染細胞の時刻 $t-q^*$ における生残率は，$e^{-\delta(t-q^*)}$ である．また，時刻 $t-q^*$ において産生されるウイルス粒子数は，p である．これらの産生されたウイルス粒子の時刻 t における生残率は，e^{-cq^*} である．時刻 t において，ウイルス粒子は，$T(0)$ 個の標的細胞に，β という割合で感染し，新規の感染細胞を生産する．従って，時刻 $t-q^*$ において産生されるウイルス粒子が，時刻 t に新たに生産する感染細胞の数は，$e^{-\delta(t-q^*)}pe^{-cq^*}\beta T(0)$ である．また，0 から t の全ての時刻において産生されたウイルス粒子が，時刻 t に新たに生産する感染細胞の数は，$\psi(t)$ である．つまり，1個の感染細胞が生涯に生産する総感染細胞数は，$\int_0^\infty \psi(t)dt$ となる．

イルス感染を開始した感染細胞の時刻 $t-q^*$ における生残率は，$e^{-\delta(t-q^*)}$ である．また，この感染細胞によって時刻 $t-q^*$ において産生されるウイルス粒子数は，p である．これらの産生されたウイルス粒子の時刻 t における生残率は，e^{-cq^*} である．時刻 t において，ウイルス粒子は $T(0)$ 個の標的細胞に β という割合で感染し，新規の感染細胞を生産する．従って，時刻 $t-q^*$ において産生されるウイルス粒子が時刻 t に新たに生産する感染細胞の数は，$e^{-\delta(t-q^*)}$，p，e^{-cq^*}，β と $T(0)$ の積 $e^{-\delta(t-q^*)}pe^{-cq^*}\beta T(0)$ で表される．また，0 から t の全ての時刻において産生されたウイルス粒子が時刻 t で新たに生産する感染細胞の数は，再生核 $\psi(t)=\int_0^t e^{-\delta(t-q^*)}pe^{-cq^*}\beta T(0)dq^*$ である．つまり，1個の感染細胞が生涯に生産する感染細胞数の総和である基本再生産数は，再生核 $\psi(t)$ を全ての時刻 0 から ∞ で積分した値 $\int_0^\infty \psi(t)dt$ となるのである．

2.1.3 ウイルスダイナミクスの力学的構造

感染ダイナミズムは，ウイルスの種類，ウイルスの宿主，ウイルスのトロピズムの違いによって千差万別のように見える．しかしながら，基本的な数理モデル (2.1) やその改良モデルが記述しているように，"標的細胞にウイルスが感染し，感染細胞がウイルスを複製し，産生されたウイルスがさらに標的細胞に感染していく"というウイルス複製のプロセスは，様々なウイルス感染において共通している．これらの現象，すなわち，ウイルスダイナミクスを支配しているメカニズムは，しばしば数理モデルがもつ力学的構造と美しい対応関係をもつことがある．また，これらの力学的構造から，ウイルス感染における知られざるダイナミクスを予測し，未解明のメカニズムを推測することができる．様々な感染実験や臨床実験のデータを解析する上で，数理モデルの力学的構造を理解することは非常に重要なことである．ここでは，ウイルスダイナミクスの閾値原理や基本的な数理モデル (2.1) の定常状態や安定性について概説する．

ウイルスダイナミクスの閾値原理

全てのウイルスがあらゆる環境においてウイルス複製プロセスを繰り返し行うことができる（ウイルスが増殖できる[3]）とは限らない．これは，標的細胞の数量や，ウイルスの感染効率，ウイルス産生の効率など様々な要因に依存して決まっている．これらの要因を複合的に考慮して，ウイルスが増殖できる条件，すなわち，ウイルス増殖の閾値を考えていく．

感染初期におけるウイルスダイナミクスは，簡単な数理モデル (2.6) で記述できることに注意する．また，(2.6) をベクトルと行列を使って書き直せば，以下のように表される：

$$\begin{pmatrix} \dfrac{dI(t)}{dt} \\ \dfrac{dV(t)}{dt} \end{pmatrix} = \begin{pmatrix} -\delta & \beta T(0) \\ p & -c \end{pmatrix} \begin{pmatrix} I(t) \\ V(t) \end{pmatrix}. \tag{2.11}$$

[3] ここでは，感染初期において，感染細胞・ウイルス粒子がともに指数的に増殖すること，と考える．

ここで，(2.11) における行列を M と定義する：

$$M = \begin{pmatrix} -\delta & \beta T(0) \\ p & -c \end{pmatrix}.$$

(2.11) は線形常微分方程式であることより，以下のような解析解が存在する [225]：

$$\begin{pmatrix} I(t) \\ V(t) \end{pmatrix} = \exp(Mt) \begin{pmatrix} I(0) \\ V(0) \end{pmatrix}. \tag{2.12}$$

2 次正方行列 M に対して行列式 $\det(\theta E - M)$ は，θ に関する 2 次の多項式であり，これを行列 M の固有多項式という（E は 2 次単位行列である）．また，$\Phi_M(\theta)$ を M の固有多項式とすれば

$$\Phi_M(\theta) = \theta^2 + (\delta + c)\theta + \delta c - \beta p T(0) = (\theta - \theta_1)(\theta - \theta_2) \tag{2.13}$$

と因数分解される．θ_1 と θ_2 は固有方程式 $\Phi_M(\theta) = 0$ の解であり，行列 M の固有値と呼ばれる．ここで，θ_1 と θ_2 は以下のように表される：

$$\begin{aligned} \theta_1 &= \frac{-(\delta + c) + \sqrt{(\delta - c)^2 + 4\beta p T(0)}}{2}, \\ \theta_2 &= \frac{-(\delta + c) - \sqrt{(\delta - c)^2 + 4\beta p T(0)}}{2}. \end{aligned} \tag{2.14}$$

このとき，固有多項式 (2.13) は

$$\frac{1}{\Phi_M(\theta)} = \left(\frac{1}{\theta - \theta_1} - \frac{1}{\theta - \theta_2} \right) \frac{1}{\theta_1 - \theta_2} \tag{2.15}$$

と部分分数展開できる．(2.15) の両辺に，$\Phi_M(\theta)$ をかけると

$$1 = \frac{1}{\theta_1 - \theta_2} [(\theta - \theta_2) - (\theta - \theta_1)] \tag{2.16}$$

という θ に関する恒等式を得る．恒等式 (2.16) は行列 M に対しても成立することより

$$\begin{aligned} E &= \frac{1}{\theta_1 - \theta_2} [(M - \theta_2 E) - (M - \theta_1 E)] \\ &= \frac{M - \theta_2 E}{\theta_1 - \theta_2} + \frac{-M + \theta_1 E}{\theta_1 - \theta_2} \end{aligned} \tag{2.17}$$

が成り立つ．また，(2.17) の右辺の各項によって定義される行列

$$P_1 = \frac{M - \theta_2 E}{\theta_1 - \theta_2},\ P_2 = \frac{-M + \theta_1 E}{\theta_1 - \theta_2}$$

を射影行列という [188, 221]．従って，ケーリー・ハミルトンの定理 [4] を用いれば $\Phi_M(M) = 0$ が成立することより，射影行列 P_1 と P_2 に対して以下の関係を得る：

$$\begin{aligned} (M - \theta_1 E)P_1 &= \frac{(M - \theta_1 E)(M - \theta_2 E)}{\theta_1 - \theta_2} = O, \\ (M - \theta_2 E)P_2 &= \frac{-(M - \theta_1 E)(M - \theta_2 E)}{\theta_1 - \theta_2} = O. \end{aligned} \tag{2.18}$$

ここで O は 2 次零行列である．

さらに，射影行列 P_1 と P_2 を用いれば，解析解 (2.12) の行列 e^{Mt} は次のように分解される：

$$e^{Mt} = e^{Mt}(P_1 + P_2) = e^{(M-\theta_1 E)t} P_1 e^{\theta_1 t} + e^{(M-\theta_2 E)t} P_2 e^{\theta_2 t}.$$

テイラー展開 [206] と関係式 (2.18) を用いれば

$$\begin{aligned} e^{(M-\theta_1 E)t} P_1 &= \left[E + (M - \theta_1 E)t + \frac{(M - \theta_1 E)^2 t^2}{2!} + \cdots \right] P_1 = P_1, \\ e^{(M-\theta_2 E)t} P_2 &= \left[E + (M - \theta_2 E)t + \frac{(M - \theta_2 E)^2 t^2}{2!} + \cdots \right] P_2 = P_2 \end{aligned}$$

が成立する．$P_1 + P_2 = E$ であることに注意すれば，解析解 (2.12) の行列 e^{Mt} は以下のように表される：

$$e^{Mt} = P_1 e^{\theta_1 t} + (E - P_1) e^{\theta_2 t}.$$

つまり，解析解 (2.12) は以下のように計算できる：

$$\begin{pmatrix} I(t) \\ V(t) \end{pmatrix} = P_1 \begin{pmatrix} I(0) \\ V(0) \end{pmatrix} e^{\theta_1 t} + (E - P_1) \begin{pmatrix} I(0) \\ V(0) \end{pmatrix} e^{\theta_2 t}.$$

以上より，感染初期における時刻 t の感染細胞数 $I(t)$ とウイルス粒子数 $V(t)$ は

$$
\begin{aligned}
I(t) =& \frac{\beta T(0)V(0) - (\delta + \theta_2)I(0)}{\theta_1 - \theta_2}(e^{\theta_1 t} - e^{\theta_2 t}) + I(0)e^{\theta_2 t}, \\
V(t) =& \frac{pI(0) - (c + \theta_2)V(0)}{\theta_1 - \theta_2}(e^{\theta_1 t} - e^{\theta_2 t}) + V(0)e^{\theta_2 t}
\end{aligned}
\tag{2.19}
$$

のように，指数関数 $e^{\theta_1 t}$ と $e^{\theta_2 t}$ の和で表すことができる．

従って，(2.14) より $\theta_2 < 0$ であることに注意すれば，感染初期においてウイルスが増殖するためには，(2.19) より $\theta_1 > 0$ を満たす必要がある．ここで

$$
\theta_1 > 0 \Longleftrightarrow \frac{\beta p T(0)}{\delta c} > 1
$$

である．これは，感染細胞の基本再生産数 (2.10) が 1 よりも大きいことに一致している．言い換えれば，「ウイルス感染のごく初期において，1 個の感染細胞が生涯に生産する総感染細胞数が 1 より大きければ，ウイルスは増殖できる．しかしながら，生涯に生産する総感染細胞数が 1 より小さければ，ウイルスは増殖できない」ということである．ウイルスダイナミクスにおけるこの現象を閾値原理といい，感染細胞の基本再生産数 (2.10) がちょうど 1 であることがウイルス増殖のための閾値となっている．

基本的な数理モデルの定常状態

ウイルス感染症の中には，感染後しばらくするとウイルス量が定常状態を維持することがある．この定常状態において，基本的な数理モデル (2.1) は，以下のような関係式を満たしている：

$$
\begin{aligned}
0 &= \lambda - dT(t) - \beta T(t)V(t), \\
0 &= \beta T(t)V(t) - \delta I(t), \\
0 &= pI(t) - cV(t).
\end{aligned}
\tag{2.20}
$$

これらの関係式を満たす解は，基本的な数理モデル (2.1) の定常解であり，平衡点と呼ばれる．(2.20) より，基本的な数理モデル (2.1) は，以下のような 2 つ

の平衡点をもつ：

$$E_0 = (T_0, 0, 0),\ E_+ = (T_+, I_+, V_+). \tag{2.21}$$

ここで，(2.21) の T_0，T_+，I_+，V_+ は，以下のように表される：

$$T_0 = \frac{\lambda}{d},\ T_+ = \frac{\delta c}{\beta p},\ I_+ = \frac{\lambda}{\delta} - \frac{dc}{\beta p},\ V_+ = \frac{\lambda p}{\delta c} - \frac{d}{\beta}.$$

平衡点 E_0 は，標的細胞のみが存在し，感染細胞，ウイルス粒子ともに存在しない状態である．すなわち，ウイルスに感染する以前の定常状態，もしくは，ウイルス粒子が完全に排除された定常状態を表している．一方，平衡点 E_+ は，標的細胞，感染細胞，ウイルス粒子の全てが存在するウイルス感染後の定常状態を表している．

平衡点 E_0 は，T_0 が正の値であることより，常に生物学的に意味のある範囲に存在する[4)]．しかしながら，I_+ や V_+ は負の値を取り得ることより，平衡点 E_+ が常に生物学的に意味のある範囲に存在するかどうかは分からない．つまり，平衡点 E_+ が生物学的に意味のある範囲に存在するためには，以下の条件を満たす必要がある：

$$R_0 = \frac{\beta p T_0}{\delta c} > 1. \tag{2.22}$$

ただし，$R_0 = 1$ のとき，平衡点 E_0 と平衡点 E_+ は一致している．

ここで，(2.22) における R_0 を考察するために，基本的な数理モデル (2.1) において，ウイルスに感染する以前，もしくは，ウイルス粒子が完全に排除された後の状態を考える．このとき，標的細胞のダイナミクスは，以下の微分方程式で表される：

$$\frac{dT(t)}{dt} = \lambda - dT(t).$$

すなわち，時刻 t の標的細胞数は

$$T(t) = \left[T(0) - \frac{\lambda}{d}\right] \exp\left(-dt\right) + \frac{\lambda}{d} \tag{2.23}$$

4) 細胞数やウイルス粒子数は，0 以上の値である．すなわち，基本的な数理モデル (2.1) において，生物学的に意味のある範囲とは，$\mathbb{R}^3_+ = \{(T, I, V) \in \mathbb{R}^3 |\ T \geq 0, I \geq 0, V \geq 0\}$ で定義される空間である．ここで，$\mathbb{R}^3$ は，3 次元ユークリッド空間を表している．

という解析解で表すことができる．従って，(2.23) より，時刻 0 における標的細胞数 $T(0)$ がどのような値であろうが，時間が十分経てば標的細胞数は $T(t) = \lambda/d$ に近づくことが分かる．通常，生体の恒常性機能によって生体内における標的細胞数は一定の値に保たれていることが知られている．つまり，この $T(t) = \lambda/d$ という値を「標的細胞の恒常的な値」と考えることができる．また，標的細胞の恒常的な値は T_0 に一致していることより，特に，ウイルスに感染する以前の標的細胞数は，$T(0) = T_0$ と仮定することができる．このことは，(2.22) の R_0 が，(2.10) で定義される「基本的な数理モデル (2.1) における感染細胞の基本再生産数[5)]」であることを意味している．すなわち，(2.22) は「感染細胞の基本再生産数が 1 より大きければ，ウイルス量を維持する定常状態である E_+ が存在する．しかしながら，基本再生産数が 1 以下ならば，ウイルスに感染する以前の定常状態，もしくは，ウイルス粒子が完全に排除された定常状態である E_0 しか存在しない」ということを示している．

基本的な数理モデルの安定性

感染初期においてウイルスが増殖できるかどうか，また，感染後しばらく経った後，ウイルス量を維持する定常状態が存在するかどうかは，感染細胞の基本再生産数が 1 よりも大きいか小さいかによることが分かった．しかしながら，感染後しばらく経った後，基本的な数理モデル (2.1) で記述されるウイルスダイナミクスは，ウイルス粒子が完全に排除された定常状態である平衡点 E_0 に近づくのか，もしくは，ウイルス量を維持する（慢性感染を示す）定常状態である平衡点 E_+ に近づくのか，それとも，全く違う状態を彷徨うのか，ということは分からない．ここでは，基本的な数理モデル (2.1) の大域的安定性[6)] という概念を通してウイルスダイナミクスの行き着く先を考えていく．

基本的な数理モデル (2.1) に対して，次のようなリアプノフ関数 [99, 152, 225] を定義する：

$$L_0(t) = (T(t) - T_0) - T_0(\log T(t) - \log T_0) + I(t) + \frac{\delta V(t)}{p}. \qquad (2.24)$$

---

5) 伝統的に基本再生産数は，R_0（R nought と発音する）で表されることが多い．

6) 本書では，安定性の概念を直感的に説明することに留めている．安定性とその周辺の厳密な議論に関しては，[152, 225] を参照．

ここで，(2.24) は，平衡点 E_0 でのみ 0 となり，他の生物学的に意味のある範囲では，常に正の値となる．また，ウイルスダイナミクスが基本的な数理モデル (2.1) に従うことより，リアプノフ関数 $L_0(t)$ の時間変化は

$$\begin{aligned}\frac{dL_0(t)}{dt} &= \frac{dT(t)}{dt} - \frac{T_0}{T(t)}\frac{dT(t)}{dt} + \frac{dI(t)}{dt} + \frac{\delta}{p}\frac{dV(t)}{dt} \\ &= \frac{-d(T(t)-T_0)^2}{T(t)} + \frac{\delta c(R_0-1)V(t)}{p}\end{aligned} \tag{2.25}$$

と計算できる．つまり，基本再生産数 R_0 が 1 より小さければ，平衡点 E_0 を除いた生物学的に意味のある範囲において (2.25) は常に負の値になる．これは，ウイルス感染後時間が経過するにつれて，(2.24) の値が小さくなっていき，最終的に 0 に漸近することを意味している．従って，(2.24) と (2.25) が平衡点 E_0 でのみ 0 となることに注意すれば，基本再生産数 R_0 が 1 より小さいときには，ウイルスダイナミクスは平衡点 E_0 に漸近することが言える．

次に，以下のようなリアプノフ関数を定義する [114]：

$$\begin{aligned}L_+(t) =&(T(t)-T_+) - T_+(\log T(t) - \log T_+) \\ &+ (I(t)-I_+) - I_+(\log I(t) - \log I_+) \\ &+ \frac{\delta}{p}\left[(V(t)-V_+) - V_+(\log V(t) - \log V_+)\right].\end{aligned} \tag{2.26}$$

ここで，(2.26) は，平衡点 E_+ でのみ 0 となり，他の生物学的に意味のある範囲では，常に正の値となる．同様に，ウイルスダイナミクスが基本的な数理モデル (2.1) に従うことより，リアプノフ関数 $L_+(t)$ の時間変化は

$$\begin{aligned}\frac{dL_+(t)}{dt} &= \frac{dT(t)}{dt} - \frac{T_+}{T(t)}\frac{dT(t)}{dt} + \frac{dI(t)}{dt} - \frac{I_+}{I(t)}\frac{dI(t)}{dt} + \frac{\delta}{p}\left(\frac{dV(t)}{dt} - \frac{V_+}{V(t)}\frac{dV(t)}{dt}\right) \\ &= dT_+\left(2 - \frac{T(t)}{T_+} - \frac{T_+}{T(t)}\right) + \delta I_+\left(3 - \frac{T_+}{T(t)} - \frac{I(t)V_+}{I_+V(t)} - \frac{T(t)I_+V(t)}{T_+I(t)V_+}\right)\end{aligned} \tag{2.27}$$

と計算できる．相加・相乗平均の関係を用いれば，平衡点 E_+ を除いた生物学的に意味のある範囲において (2.27) は常に負の値になる．従って，(2.26) と

(2.27) が平衡点 E_+ でのみ 0 となることに注意すれば，基本再生産数 R_0 が 1 より大きいときに，ウイルスダイナミクスは平衡点 E_+ に漸近することが言える．

これらの解析から，基本再生産数 R_0 が 1 以下では，平衡点 E_+ が存在しないことより「感染細胞の基本再生産数が 1 より大きければ，ウイルスダイナミクスはウイルス量を維持する定常状態 E_+ に漸近する．しかしながら，基本再生産数が 1 以下ならば，ウイルス粒子が完全に排除された定常状態である E_0 に漸近する．」ということが示された．

2.2　生体内のウイルスダイナミクス

細胞生物学・遺伝子工学・分子生物学の発展により，ウイルス感染におけるウイルスの様々な機能や免疫系の仕組みが明らかになってきた．従来の実験科学的手法に加え，数理モデリングという新たな視点からウイルス学研究に取り組むことにより，実験結果に基づくこれまでのベンチサイエンスのみでは見出せなかったウイルスダイナミクスの特性を明らかにすることができる．本節では，基本的な数理モデル (2.1) を用いてウイルス感染の実験データを解析していく．そして，そこから解明されていく，生体内におけるウイルスダイナミクスを紹介していく．

2.2.1　ヒト生体内における A 型インフルエンザウイルスのダイナミクス

インフルエンザウイルスには A，B，C の 3 種類があり，ヒトに感染を起こしているのは主に A 型のインフルエンザウイルスである．インフルエンザウイルスのウイルス粒子は脂質二重膜（エンベロープ）で覆われており，そこに 2 種類のウイルスタンパク質が棘のように突き出ている．1 つはヘマグルチニン（HA），もう 1 つはノイラミターゼ（NA）と呼ばれる酵素である．HA には 16 種類の亜型があり，NA には 9 種類の亜型がある．理論的には，144 種類の A 型インフルエンザウイルスが存在し，このうち，ヒトに感染するのは主に H1N1，H2N2，H3N2 である [223].

A 型インフルエンザウイルスは気道上皮細胞に感染することで，ウイルス複製を開始する．ウイルスが標的細胞に感染してから新たなウイルス粒子が産生されるまでの時間は暗黒期（または，エクリプス期）と呼ばれ，平均すると3〜12時間である．また，通常，感染して0.5〜1日後にウイルス排出が認められ，約2日後にはピークを迎える．そして，その後，徐々にウイルス排出量は減少していく [11]．このように，A型インフルエンザウイルスの急性感染は，平均的に感染から7〜10日間続くのである．以下では，ボランティアによる感染実験から定量化される，ヒト生体内でのA型インフルエンザウイルスのダイナミクスについて説明していく．

ボランティアによるA型インフルエンザウイルス感染実験

ボランティアによる感染実験は，ヒト生体内におけるインフルエンザウイルスのダイナミクスを知るための唯一の機会と言える．これらの感染実験では，感染した時刻を明確に知ることができるうえ，ウイルス排出や症状を詳細に記録することができる．また，接種ウイルスへの強い免疫応答がない宿主を選ぶことができる．従って，これらの感染実験より，インフルエンザウイルスの自然な感染ダイナミクスを解析することが可能になるのである．ここでは，*Baccam P. et al.* [8] によって解析されたボランティアによるインフルエンザウイルスA型/Hong Kong/123/77（H1N1）感染の実験データ [149] を用いる．なお，このようなボランティアによるウイルス感染実験は，総説 [18] に詳しくまとめられている．

以下，簡単に，[8] で用いられた感染実験のデータについて説明する．この感染実験では，6名の非感染者のボランティアに $0.5 \times 10^{4.2}$ $TICD_{50}$ のインフルエンザウイルスA型/Hong Kong/123/77を鼻腔内感染させている．また，実験前のスクリーニングにおいて，6名の非感染者のボランティアは，接種ウイルスと近縁のウイルスに近年感染していないことが分かっている．感染実験の結果，これらすべてのボランティアは接種ウイルスに感染したことが確認されており，内5名は，熱，または，全身症状を示した．表2.1は，生理液を用いて鼻腔内粘液を感染後1週間にわたって回収し，経時的に測定した日々のウイルス感染力価（$TICD_{50}$/ml）である．図2.5の6本の細線は6名のボランティアそれぞれのウイルス感染力価の時系列ダイナミクスを表している．また，白丸と太線は各測定時におけるウイルス感染力価の平均値を表しており，今後は，

表 2.1 6名の非感染者のボランティアによるインフルエンザウイルスA型/Hong Kong/123/77（H1N1）感染実験のデータ：表中のデータは，鼻腔内粘液1 ml中のウイルス感染力価 $\log_{10}$ TCID$_{50}$ で与えられている（すなわち，$\log_{10}$ TCID$_{50}$/ml が単位である）．データは，*Baccam P. et al.* による論文[8]に掲載されている値を用いた．

患者	感染経過時刻（日）：ウイルス感染力価							
	1	2	3	4	5	6	7	8
1	2.0	5.5	4.0	5.5	3.0	≦0.5	≦0.5	≦0.5
2	1.0	6.0	3.0	1.5	3.5	1.3	≦0.5	≦0.5
3	2.5	5.0	5.0	3.0	5.5	3.5	≦0.5	≦0.5
4	3.5	5.5	6.5	5.5	3.5	4.0	≦0.5	≦0.5
5	2.5	3.0	6.5	6.5	2.0	0.8	≦0.5	≦0.5
6	4.0	5.0	5.5	7.5	5.5	1.3	≦0.5	≦0.5
平均	2.6	5.0	5.1	4.9	3.8	1.9	≦0.5	≦0.5

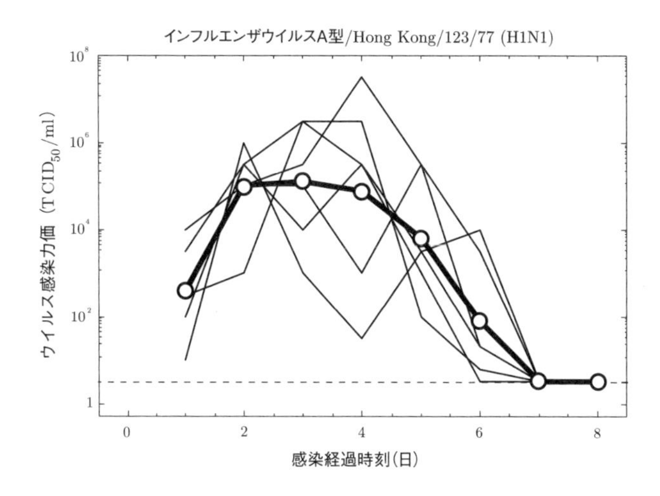

図 2.5 インフルエンザウイルス A 型/Hong Kong/123/77（H1N1）の感染力価の時系列ダイナミクス: 6 本の細線は，6 名のボランティアそれぞれのウイルス感染力価のダイナミクスを，横破線は，ウイルス感染力価の検出限界値を表している．また，白丸と太線は各測定時におけるウイルス感染力価の平均値である．データは，*Baccam P. et al.* による論文 [8] に掲載されている値を用いた．

感染後 7 日目までのこれらの平均値を用いて解析していくことにする．

標的細胞の補充・死亡がない数理モデルによる解析

ボランティアによるウイルス感染実験の時間スケールにおいて，A 型インフルエンザウイルスの標的細胞である気道上皮細胞はほとんど補充（再生）されることはない（$\lambda \ll 1$）と考えることができる．また，同様に，これらの標的細胞の平均寿命は非常に長いことより，標的細胞の死亡はほとんど起こらない（$d \ll 1$）と仮定できる．従って，以下のような標的細胞の補充・死亡がない基本モデルによって，A 型インフルエンザウイルスの急性感染ダイナミクスを記述することができる [8, 11]：

$$\begin{aligned} \frac{dT(t)}{dt} &= -\beta T(t)V(t), \\ \frac{dI(t)}{dt} &= \beta T(t)V(t) - \delta I(t), \\ \frac{dV(t)}{dt} &= pI(t) - cV(t). \end{aligned} \tag{2.28}$$

数理モデル (2.28) において $T(t)$ は，気道上皮の全標的細胞数を表しており，成人では通常 $T(0) = 4 \times 10^8$ (cells) 程度であると見積もられている [8]．従って，$I(t)$ も同様に気道上皮の全感染細胞数を表している．一方，$V(t)$ は鼻腔内粘液中の感染性のあるウイルス粒子数を反映した値（TICD_{50}/ml）であることに注意する[7]．つまり，パラメーター β は単位時間当たり・単位感染性ウイルス粒子当たりの感染率，パラメーター p は単位時間当たりの感染性ウイルス粒子の産生率，パラメーター c は単位時間当たりの感染性ウイルス粒子の感染性の喪失も含めた除去率を反映した値となる．実際には，感染細胞から多くの非感染性ウイルス粒子が産生されているが，数理モデル (2.28) ではこれらのウイルスは考慮していない（感染性・非感染性ウイルス粒子を考慮した数理モデルは，[104] を参照）．さらに，本感染実験におけるウイルス複製は，鼻腔内粘液中に含まれる A 型インフルエンザウイルス粒子数 $V(0)$（TICD_{50}/ml）に対応したウイルス粒子が気道上皮細胞に摂取されたことによって開始されたと仮定する．

A 型インフルエンザウイルスのダイナミクスを定量化するために，数理モデル (2.28) における各パラメーターを推定していく．ここで，表 2.1 のウイルス感染力価と数理モデル (2.28) の解の誤差を以下の目的関数によって定義する：

$$J(\theta) = \sum_{i=1}^{7} (\log V(t_i) - \log \tilde{V}(t_i))^2. \tag{2.29}$$

t_i は測定を行った感染経過時刻（1 日から 7 日）であり，$\tilde{V}(t_i)$ は各測定時刻におけるウイルス感染力価を表している．また，$\theta = (V(0), \beta, \delta, p, c)$ は数理モデル (2.28) において感染実験データから推定するパラメーターであり，$V(t_i)$ は

---

[7] 鼻腔内粘液中の単位感染性ウイルス粒子がどの程度の TCID_{50}/ml を示すかは不明である．

θ の関数であることに注意する．非線形最小二乗法を用いることで，目的関数 (2.29) を最小にする最適なパラメーターを推定することができる．図 2.6(a)(b) は，最適なパラメーターを用いて計算した数理モデル (2.28) による A 型イン

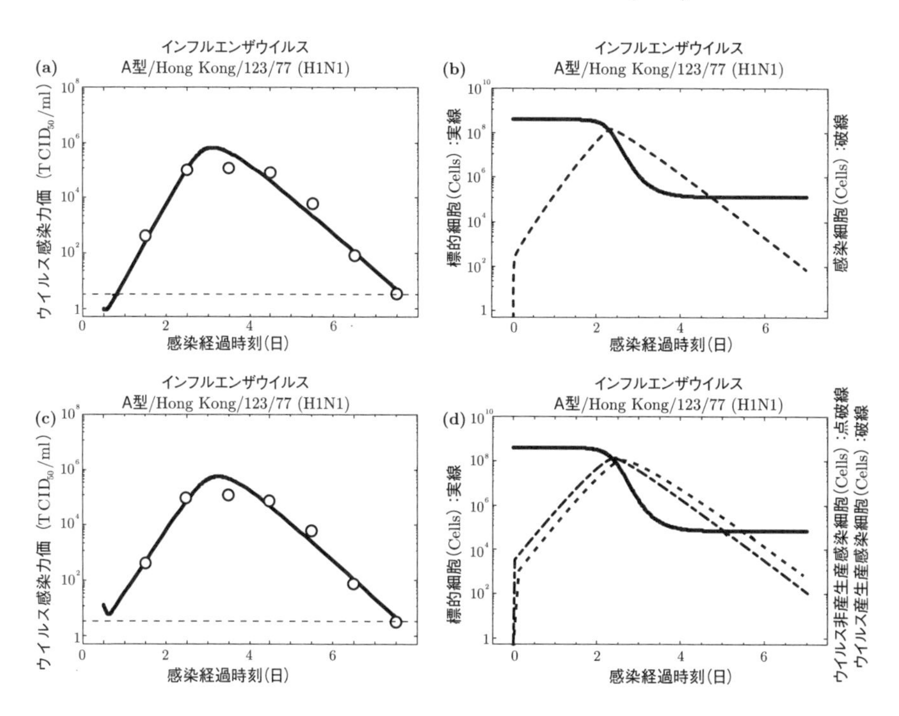

図 2.6 基本モデル (2.28) と改良モデル (2.30) を用いたボランティアによるインフルエンザウイルス A 型/Hong Kong/123/77（H1N1）感染の実験データに対するフィット：(a) は基本モデル (2.28) によるウイルス感染力価のダイナミクス，(b) の実線は標的細胞数のダイナミクス，破線は感染細胞数のダイナミクスを表している．非線形最小二乗法により目的関数 (2.29) を最小にする最適なパラメーターは，$V(0) = 0.961$ (TICD$_{50}$/ml)，$\beta = 1.157 \times 10^{-5}$ ((TICD$_{50}$/ml)$^{-1}$·day^{-1}), $p = 2.009\times10^{-2}$ (TICD$_{50}$/ml·day^{-1}), $\delta = 3.412$ (day^{-1})，$c = 3.381$ (day^{-1}) である．一方，(c) は改良モデル (2.30) によるウイルス感染力価のダイナミクス，(d) の実線は標的細胞数のダイナミクス，点破線はウイルス非産生細胞数のダイナミクス，破線はウイルス産生細胞数のダイナミクスを表している．非線形最小二乗法により目的関数 (2.31) を最小にする最適なパラメーターは，$V(0) = 12.41$ (TICD$_{50}$/ml), $\beta = 1.466\times10^{-5}$ ((TICD$_{50}$/ml)$^{-1}$·day^{-1}), $p = 5.826\times10^{-2}$ (TICD$_{50}$/ml·day^{-1})，$\delta = 3.934$ (day^{-1})，$c = 9.575$ (day^{-1})，$\gamma = 3.274$ (day^{-1}) である．また，(a)(c) の横破線は，ウイルス感染力価の検出限界値を表している．

フルエンザウイルスの急性感染ダイナミクスである．(a) はウイルス感染力価のダイナミクス，(b) の実線は標的細胞数のダイナミクス，破線は感染細胞数のダイナミクスを表している．

ウイルス非産生細胞を考慮した数理モデルによる解析

基本的な数理モデル (2.28) では，A 型インフルエンザウイルスに感染した全ての気道上皮細胞数を $I(t)$ と考えている．しかし，A 型インフルエンザウイルスが標的細胞に感染した後，通常 6〜8 時間は子孫ウイルス粒子が検出されないことが知られている [8, 10, 11, 88]．そこで，このような「ウイルスが標的細胞に感染し，子孫ウイルス粒子を産生するまでの時間」を考慮するために，感染細胞をウイルス非産生細胞（ウイルスに感染しているが子孫ウイルス粒子を産生していない細胞）とウイルス産生細胞（ウイルスに感染して子孫ウイルス粒子を産生している細胞）に区別することができる．すなわち，ウイルス非産生細胞数を $I_1(t)$，ウイルス産生細胞数を $I_2(t)$ と定義すれば，A 型インフルエンザウイルスの急性感染ダイナミクスを記述する数理モデルは以下のようになる [8, 10, 11]：

$$
\begin{aligned}
\frac{dT(t)}{dt} &= -\beta T(t)V(t), \\
\frac{dI_1(t)}{dt} &= \beta T(t)V(t) - \gamma I_1(t), \\
\frac{dI_2(t)}{dt} &= \varepsilon I_1(t) - \delta I_2(t), \\
\frac{dV(t)}{dt} &= pI_2(t) - cV(t).
\end{aligned}
\tag{2.30}
$$

パラメーター γ は，単位時間当たりにウイルス非産生細胞が産生細胞になる割合を表している．また，表 2.1 のウイルス感染力価と数理モデル (2.30) の解の誤差を以下の目的関数によって定義する：

$$
J(\theta') = \sum_{i=1}^{7} (\log V(t_i) - \log \tilde{V}(t_i))^2. \tag{2.31}
$$

$\theta' = (V(0), \beta, \gamma, \delta, p, c)$ は，数理モデル (2.30) において，感染実験データから推定するパラメーターである．図 2.6(c)(d) は，目的関数 (2.31) を最小にする最適なパラメーターを用いて計算した数理モデル (2.30) による A 型インフルエンザウイルスの急性感染ダイナミクスである．(c) はウイルス感染力価，(d) の実線は標的細胞数，点破線はウイルス非産生細胞数，破線はウイルス産生細胞数のダイナミクスを表している．

ヒト生体内における A 型インフルエンザウイルスダイナミクスの指標

6 名の非感染者のボランティアによるインフルエンザウイルス A 型/Hong Kong/123/77（H1N1）の感染実験より推定された最適なパラメーターを用いて計算したウイルスダイナミクスの指標（ウイルス粒子・感染細胞の半減期，ウイルスバーストサイズ，基本再生産数）は，表 2.2 にまとめられている[8)]．上段は基本的な数理モデル (2.28) から推定された値，下段はウイルス非産生細胞を考慮した数理モデル (2.30) から推定された値である．ここで，ウイルス非産生細胞を考慮した数理モデル (2.30) における基本再生産数は，基本的な数理モデル (2.28) と同じパラメーター関数であることに注意したい．また，数理モデル (2.30) では，感染細胞をウイルス非産生細胞とウイルス産生細胞の 2 つの集団に分けることで，詳細に現実を反映できるようになった代わりに，γ という 1 つのパラメーターを追加させたことになる．本感染実験データの解析において，パラメーター γ を追加することは，統計的な視点からは十分に正当化されていないが，数理モデル (2.30) を用いて定量化されたウイルスダイナミクスはより現実的になる [8]（しかし，数理モデルを詳細にすればするほど良いということにはならない）．例えば，基本的な数理モデル (2.28) から推定された感染細胞の平均寿命（$1/\delta$）は，約 7 時間と短く現実的でない．一方，ウイルス非産生細胞を考慮した数理モデル (2.30) から推定された感染細胞の平均寿命（ウイルス非産生細胞の平均寿命（$1/\gamma$）とウイルス産生細胞の平均寿命（$1/\delta$）の和）は約 13 時間であり，直接実験から観測された値に近くなっている [81, 227]．このように適切な数理モデルを用いることで，感染実験データからより詳細なウイルス感染のダイナミズムを抽出かつ解明することが可能になる．

---

8) *Baccam P. et al.* による論文 [8] では，6 名のボランティア各々の A 型インフルエンザウイルス感染におけるウイルスダイナミクスの指標を計算している．

表 2.2　インフルエンザウイルス A 型/Hong Kong/123/77（H1N1）のウイルス粒子・（ウイルス非産生／ウイルス産生）感染細胞の半減期（$\log 2/c \cdot \log 2/\gamma \cdot \log 2/\delta$），ウイルスバーストサイズ（$p/\delta$），基本再生産数（$\beta p T(0)/\delta c$）：上段は基本的な数理モデル (2.28) から推定された値，下段はウイルス非産生細胞を考慮した数理モデル (2.30) から推定された値である．また，気道上皮の全標的細胞数は，$T(0) = 4 \times 10^8$（cells）と固定している．

<table>
<tr><th rowspan="2">ウイルス感染の指標</th><th rowspan="2">ウイルス粒子の半減期（時間）</th><th colspan="2">感染細胞の半減期（時間）</th><th rowspan="2">バーストサイズ（$TCID_{50}$/ml）</th><th rowspan="2">基本再生産数</th></tr>
<tr><th>ウイルス非産生感染細胞の半減期（時間）</th><th>ウイルス産生感染細胞の半減期（時間）</th></tr>
<tr><td>基本モデル</td><td>4.87</td><td colspan="2">4.92</td><td>5.89×10^{-3}</td><td>8.06</td></tr>
<tr><td>改良モデル</td><td>1.74</td><td>5.08</td><td>4.23</td><td>1.48×10^{-2}</td><td>9.07</td></tr>
</table>

まとめ

ここでは，基本的な数理モデル (2.28) とウイルス非産生細胞を考慮した数理モデル (2.30) を用いて，6 名の非感染者のボランティアによるインフルエンザウイルス A 型/Hong Kong/123/77（H1N1）の感染実験データを解析してきた．しかしながら，これら 2 つの数理モデルは，非常に単純であり，さらなる生物学的な要因を取り入れることができる．例えば，*Holder BP. et al.* による論文 [88] では，感染細胞をウイルス非産生細胞とウイルス産生細胞に区別する代わりに，ウイルス感染細胞がウイルス粒子を産生するまでの時間の分布を考慮した数理モデルを考えている．また，*Baccam P. et al.* による論文 [8] では，宿主の免疫応答の 1 つであるインターフェロンによる影響を考慮した数理モデルを用いた解析も行われている．インターフェロンは，インフルエンザウイルスの複製を阻害する働きがあり，これらの阻害効果によって図 2.5 において確認されるウイルス感染力価のピークが 2 つに分離することを説明できる．さらに，A 型インフルエンザウイルスによる感染では，感染後約 5〜6 日で，ウイルス特異的な抗体反応や細胞障害性 T 細胞が検出されることが知られている．*Miao H. et al.* による論文 [140] では，マウスを用いた A 型インフルエンザ感染実験データを解析することで，これらの免疫応答の定量化を行っている．以上のように，生体内におけるインフルエンザウイルス感染に伴うウイルス及び免疫応答のダイナミクスを詳細かつ定量的に解析していくことは，トロピズムの違いによるウイルス複製効率の違い [53]，異なるウイルス株ごと（例えば，季節性インフルエンザと新型インフルエンザ等）のウイルス複製効率・病態の違い [143] 及び抗ウイルス治療効果の違い [54]，さらには，抗ウイルス治療下における薬剤耐性ウイルス出現のメカニズム [76] などを，従来のウイルス学的手法では知り得なかった角度から理解することに繋がっている．なお，数理モデルを用いた A 型インフルエンザウイルスのダイナミクス定量化に関する研究は，総説 [11] に詳しくまとめられている．

コラム　A型インフルエンザウイルス

北海道大学人獣共通感染症リサーチセンター　伊藤公人　高田礼人

A型インフルエンザウイルスは人を含む哺乳動物と鳥に感染する人獣共通感染症病原体であり，有史以来，人や家禽・家畜に甚大な被害を与えてきた[218]．A型インフルエンザウイルスは，粒子表面にヘマグルチニン（HA）およびノイラミニダーゼ（NA）とよばれる2つのスパイク糖タンパク質をもち，HAとNAの抗原性によって，それぞれ16種類のHA亜型（H1-H16）と9種類のNA亜型（N1-N9）に分類される（図2.7）．すなわち，HAとNAの組み合わせにより計144通りの亜型のA型インフルエンザウイルスが地球上に存在すると考えられている[62]．これら全ての亜型のウイルスは，自然宿主であるカモなどの野生水禽に由来すると考えられている[113, 112, 213]．通常，カモなどはA型インフルエンザウイルスに感染しても発症しない．しかし，これらのウイルスの一部が他の宿主に伝播し，高い増殖性を獲得したときに感染症を引き起こす．

ヒトのインフルエンザの世界的大流行（パンデミック）は，野生水禽のウイルスが家禽と家畜での流行を経てヒトに感染し，ヒトの集団で効率的に増殖することにより引き起こされる．20世紀においては，3つの亜型のA型ウイルスが新型インフルエンザウイルスとして出現し，世界中で膨大な数の死者を出した（1918年H1N1：スペインかぜ，1957年H2N2：アジアかぜ，1968年H3N2：香港かぜ）．また，2009年には，ブタのウイルスに由来する遺伝子をもったH1N1ウイルスが人の集団に侵入し，南北アメリカ大陸から流行が始まり世界的大流行へと発展したことは記憶に新しい[157, 199]．

図2.7にA型インフルエンザウイルスの構造模式図を示す．A型インフルエンザウイルスは，8本のマイナス鎖RNA分節を遺伝子としてもち，これらの遺伝子には，PB2，PB1，PA，HA，NP，NA，M1，M2，NS1およびNS2などのウイルスタンパク質がコードされている．ウイルスの粒子表面にあるHAは宿主細胞表面のシアル酸レセプターに結合し，宿主細胞膜とウイルスエンベロープとの膜融合を引き起こし，細胞内にウイル

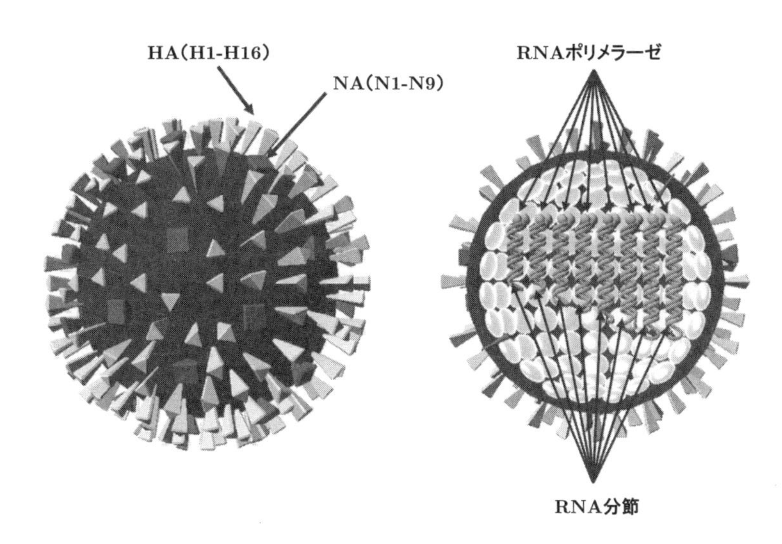

図2.7　インフルエンザウイルスの構造模式図：A型インフルエンザウイルスは，粒子表面にヘマグルチニン（HA）およびノイラミニダーゼ（NA）とよばれる2つのスパイク糖タンパク質をもち，HAとNAの抗原性によって，それぞれ16種類（H1-H16）のHA亜型と9種類（N1-N9）のNA亜型に分類される（左）．粒子内部には8本のマイナス鎖RNA分節とRNAポリメラーゼなどの構造タンパク質が存在する（右）．

ス遺伝子とウイルスタンパク質を送りこむ．ウイルスのRNAポリメラーゼ（PA，PB1およびPB2）は，核内でウイルス遺伝子を増幅する．また，宿主細胞は，RNAポリメラーゼにより転写されるメッセンジャーRNAからウイルスタンパク質を合成する．こうして新たに増幅・合成されたウイルス遺伝子とウイルスタンパク質は，細胞表面で選択的に会合し，子孫ウイルス粒子を形成して細胞外に放出される．

ヒトの獲得免疫は，インフルエンザウイルスの自然感染やワクチン接種により，HAを異物（抗原）として検知し，ウイルスの感染性を失わせる中和抗体の産生を誘導するとともに，HAとの結合性の高い抗体を免疫記憶として保持する．一方，宿主細胞で新しく作られる子孫ウイルスは，親ウイルスの遺伝子と比べて数十万塩基に1つの割合でランダムに変異を持つ変異体の集団である[164]．インフルエンザウイルスがヒトの集団で流行すると，ランダムな変異をもつ流行株の中から，過去のウイルス感染やワクチン接種により獲得された抗体に認識されないような変異をもつウイルス株が選ばれて徐々に優勢になっていく．こうして，流行株のHAの抗原決定領域にアミノ酸置換が年々蓄積し，抗原性が大きく変化したウイルスが現れる．そのため，過去の流行株に対する免疫を獲得していても，再度インフルエンザに罹ることがあり，毎年世界中で季節性インフルエンザが流行する．

季節性インフルエンザは，日本だけで毎年数千名以上を死亡させ，数百名以上に脳症，多臓器不全を起こしており，その対策は重要な課題として残されたままである．インフルエンザの予防にはワクチン接種が有効であるが，上記の理由でウイルスの抗原性が変化するため，流行株にあわせてワクチン製造株を変更する必要がある [14, 31, 121, 216]．WHOでは毎年，世界各国から流行したインフルエンザウイルスを収集し，各流行株の抗原性，増殖性を解析して，ワクチン株を選定している．ワクチン株はインフルエンザの流行シーズンの数か月前に決定されなければならず，流行するウイルスの抗原性を先回りして予測し，適切なワクチン株を選定することが重要となる．近年，各国におけるサーベイランス体制が充実し，世界で流行しているウイルス株の抗原性および遺伝情報がデータベース化されている．現在，これらをコンピュータで解析し，将来起こる変異を予測してワクチン株を先回りして準備しようという試みが始まっている [93, 95, 96]．インフルエンザウイルスの進化を高精度で予測する手法が開発されれば，より効果的なワクチン接種を実現することが可能となるであろう．そのためには，ウイルス学，応用数学，計算機科学などの様々な専門をもつ研究者が分野の垣根を超えて協働し，ウイルスの進化や感染動態を定量的に研究しなければならない．

2.2.2 アカゲザル生体内におけるSHIVのダイナミクス

ヒト免疫不全ウイルス（HIV）の宿主域はヒトとチンパンジーに限られているため，実験動物を用いてその感染病態を研究するのは現実的・倫理的に極めて困難である．ヒト免疫不全症候群（AIDS）を再現・研究するためには，HIV

に近縁なサル免疫不全ウイルス（SIV）をアカゲザルに感染させる動物モデルが用いられる．また，HIV の感染病態をより忠実に再現することを目的として，SIV のゲノムの一部を HIV のゲノムと入れ換えたサル/ヒト免疫不全ウイルス（SHIV）が作製された．本項では，SHIV 感染アカゲザルを用いた感染実験を紹介する [117, 118]．さらに，実験データを解析することで明らかになったアカゲザル生体内における SHIV のダイナミクス（特に，基本再生産数）について説明する．

アカゲザルによる SHIV 感染実験

SHIV の中には，病原性が非常に強く急性発症を示すもの，慢性経過をたどるもの，そしてほとんど病原性が認められないもの等，様々なウイルス株が存在する．また，同一のウイルス株であっても，接種ルートや接種量による病態の違いが観察されている．例えば，急性発症型の株は，静脈内接種により短期間で免疫不全を発症することからワクチンや新規治療薬の評価のための攻撃接種用のウイルスとして使われている．一方，数代にわたる個体継代をしたり，新生仔個体への感染実験及び垂直感染において 1 年以上の経過観測で発症しない病原性の弱い株は，生ワクチン開発の研究材料として使用されたりする．

今回は，急性発症型の株として知られている SHIV-KS661 を 4 頭のアカゲザルに 10^4TCID$_{50}$ だけ静脈内接種した場合の 13 週間にわたる感染実験のデータを用いる（表 2.3）．また，簡単のため，感染時の血漿中のウイルス RNA コピー数は，全頭で 1.00×10^3（RNA copies/ml）であると仮定する．SHIV-KS661 は，静脈内接種によりアカゲザル 4 頭中 4 頭で高いウイルス量を持続し，末梢血中の CD4$^+$T 細胞を枯渇させた[9]．また，感染後，ウイルス特異的な抗体産生はほとんど認められず，胸腺，脾臓，リンパ節等の組織が崩壊し，免疫不全となり 16〜40 週間程度で日和見感染症等で死亡した．図 2.8 中 (a) の 4 本の細線は 4 頭のアカゲザルそれぞれの血漿 1 ml 中の SHIV-KS661 の RNA コピー数（すなわち，感染性ウイルス粒子と非感染性ウイルス粒子の合計数）の時系列ダイナミクス，(b) は末梢血 1μl 中の CD4$^+$T 細胞数の時系列ダイナミクスを表している．ここで，白丸と太線は各測定時におけるデータの平均値を表し

---

[9] CD4$^+$T 細胞が枯渇しているにも関わらず高いウイルス量を維持できるのは，感染マクロファージによるウイルス産生が原因である [92].

表 2.3 4頭のアカゲザルによる SHIV-KS661 感染実験のデータ：表 (a) 中のデータは，血漿 1 ml 中の SHIV-KS661RNA コピー数で与えられている（すなわち，RNA copies/ml が単位である）．また，表 (b) 中のデータは，末梢血 $1\mu l$ 中の $CD4^{+}T$ 細胞数で与えられる（すなわち，cells/μl が単位である）．データは，京都大学ウイルス研究所霊長類モデル研究領域の三浦智行先生に提供していただいた．

(a)

アカゲザル	感染経過時刻（週）：ウイルス量								
	0	1	2	3	4	6	8	10	13
MM298	1.00×10^{3}	7.75×10^{7}	7.75×10^{7}	7.55×10^{6}	9.90×10^{6}	1.75×10^{7}	5.85×10^{6}	1.00×10^{7}	2.55×10^{6}
MM299	1.00×10^{3}	3.10×10^{8}	1.40×10^{8}	1.40×10^{7}	5.10×10^{6}	5.10×10^{6}	3.55×10^{7}	7.40×10^{8}	1.45×10^{8}
MM338	1.00×10^{3}	4.50×10^{7}	4.00×10^{7}	4.55×10^{6}	1.50×10^{6}	3.20×10^{6}	1.75×10^{6}	2.70×10^{6}	2.80×10^{6}
MM339	1.00×10^{3}	2.50×10^{7}	9.70×10^{7}	4.65×10^{7}	7.40×10^{6}	9.75×10^{6}	1.75×10^{7}	2.15×10^{7}	3.30×10^{7}
平均	1.00×10^{3}	1.14×10^{7}	8.86×10^{7}	1.81×10^{7}	5.98×10^{6}	8.89×10^{6}	1.52×10^{7}	1.94×10^{8}	4.58×10^{7}

(b)

アカゲザル	感染経過時刻（週）：標的細胞数								
	0	1	2	3	4	6	8	10	13
MM298	1085.2	316.0	1.4	5.5	0	0	1.92	0	1
MM299	965.0	666.0	14.4	8.8	7.5	6.5	6.0	3.3	6.0
MM338	851.8	447.2	140.2	26.8	29.7	6.7	5.8	5.2	2.3
MM339	1390.6	1051.2	131.4	255.4	55.2	19.8	11.9	3.6	5.1
平均	1073.2	620.1	71.9	74.1	23.1	8.3	6.4	3.0	3.6

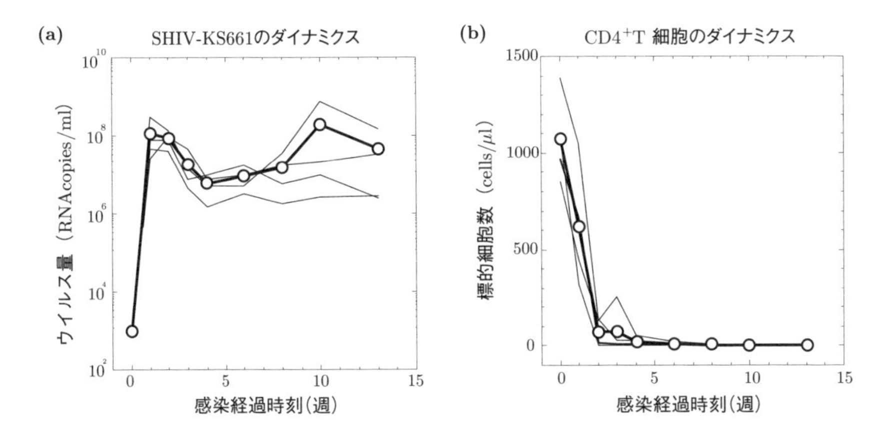

図 2.8 SHIV-KS661 感染アカゲザルにおけるウイルス量及び標的細胞数の時系列ダイナミクス: 4 本の細線は，4 頭のアカゲザルそれぞれの (a) ウイルス量及び (b) 標的細胞数のダイナミクスを表している．また，白丸と太線は各測定時におけるウイルス量及び標的細胞数の平均値である．データは，京都大学ウイルス研究所霊長類モデル研究領域の三浦智行先生に提供していただいた．

ており，今後の解析にはこれらの値を用いることにする．

SHIV 感染実験における急性期の解析

基本的な数理モデル (2.1) を用いることで，前節と同様に非線形最小二乗法により，アカゲザル生体内における SHIV のダイナミクスを定量化することができる．例えば，論文 [203] では，10 名の HIV-1 感染者におけるウイルス RNA コピー数の臨床データを数理モデル (2.1) 及び宿主の免疫応答を考慮した数理モデルにより解析し，HIV-1 感染急性期におけるウイルスのダイナミクスを定量化している．また，論文 [20] では，宿主の免疫応答が誘導されるまでの時間遅れ [152] を考慮した数理モデルを用いて，同様の臨床データを解析している．ここでは，感染初期に焦点を当てて実験データを解析し，アカゲザル生体内における SHIV のダイナミクスを定量化していく．

図 2.8(a) にあるように，感染急性期（約 4 週目まで）において全てのアカゲザルの血漿中でウイルス量は指数的に増殖し，ピークに到達する．これら感染急性期におけるウイルスのダイナミクスは，基本的な数理モデル (2.1) を用いて以下のように近似的に扱うことができる．例えば，ウイルス感染前における

末梢血中の CD4$^+$T 細胞数は定常的な値 $T(0) = T_0$（cells/μl）であり，ウイルス感染後のごく初期においてもこれらの値を維持することができると仮定する．基本再生産数 $R_0 = \beta p T_0/\delta c$ が 1 より大きければ，静脈内接種された少量のウイルス $V(0)$ は，これらの標的細胞に感染し，子孫ウイルスを指数的に増殖させる．ここで，感染急性期におけるウイルス増殖率（内的自然増加率）θ_g は，固有多項式 (2.13) の固有方程式 $\Phi_M(\theta) = 0$ の正の解（すなわち，式 (2.14) における θ_1）で表されることに注意すれば，

$$\theta_g = \frac{-(\delta + c) + \sqrt{(\delta + c)^2 - 4\delta c(1 - R_0)}}{2} = \frac{-2\delta c(1 - R_0)}{\delta + c + \sqrt{(\delta + c)^2 - 4\delta c(1 - R_0)}}$$

が成立する．従って，

$$\frac{\theta_g}{\delta} = \frac{-2(1 - R_0)}{\frac{\delta}{c} + 1 + \sqrt{(\frac{\delta}{c} + 1)^2 - 4\frac{\delta}{c}(1 - R_0)}}$$

と変形できる．さらに，c が δ に比べて十分大きければ，次のような関係式が成り立つ：

$$\theta_g = \delta(R_0 - 1) = \beta' T_0 - \delta. \tag{2.32}$$

ただし，$\beta' = \beta p/c$ とする．実際，生体内におけるウイルス粒子の除去率 c は，感染細胞の死亡率 δ やウイルス増殖率 θ_g に比べて十分大きいことが知られている [91, 134, 169, 170, 178, 226]．従って，感染急性期のウイルス量がピークに到達するまでのダイナミクスは，

$$V(t) = V(0)\exp(\theta_g t) \tag{2.33}$$

で近似される．ここで，$V(t)$ の単位は，RNA copies/ml である．図 2.9(a) の破線は，近似式 (2.33) によるウイルス増殖のダイナミクスであり，その傾きは θ_g に対応している．また，(b) の破線は，ウイルス感染前及び感染後ごく初期の CD4$^+$T 細胞数 T_0 を表している．

一方，図 2.8(a) で，ピークに到達した後，ウイルス量は指数的に減少し始める．これは，図 2.8(b) にあるように，ウイルスの標的細胞である CD4$^+$T 細胞

がピーク付近で枯渇（激減）することが原因である[10)]. ここで，図 2.8(b) で観測されているように，ウイルス量が指数的に減少している間（感染後 14〜28 日間），末梢血中の CD4$^+$T 細胞数は一定の値 T_1 を維持していると仮定できる．また，生体内におけるウイルス粒子の除去率 c が，感染細胞の死亡率 δ より十分に大きいことに注意すれば，特異摂動理論 [209] より基本的な数理モデル (2.1) の振る舞いは，準定常状態 $0 = pI(t) - cV(t)$ の近くで考えることができる [162][11)]. 従って，ウイルスダイナミクスは，次のような簡単な数理モデルで記述できる：

$$\begin{aligned} \frac{dT(t)}{dt} &= \lambda - dT(t) - \beta' T(t)I(t), \\ \frac{dI(t)}{dt} &= \beta' T(t)I(t) - \delta I(t). \end{aligned} \tag{2.34}$$

さらに，ウイルス量が指数的に減少している間，標的細胞数 $T(t)$ は一定の T_1 であると仮定しているので，式 (2.34) より，感染細胞のダイナミクスは

$$\frac{dI(t)}{dt} = (\beta' T_1 - \delta)I(t)$$

と表される．従って，感染急性期において，ウイルス量がピークに到達した後，指数的に減少している間のダイナミクスは，

$$V(t) = V_c \exp(-\theta_d t) \tag{2.35}$$

で近似される．ただし，V_c は，標的細胞数 $T(t)$ が一定になり始めた時刻におけるウイルス量であり，θ_d は，

$$\theta_d = \delta - \beta' T_1 \tag{2.36}$$

---

10) SHIV-KS661 は X4 ウイルスであり，共受容体である CXCR4 を発現している CD4$^+$T 細胞群に感染することが知られている [75, 117]. 末梢血中の CD4$^+$T 細胞のほとんどは，ナイーブ CD4$^+$T 細胞であり，CXCR4 を発現している．従って，今回のアカゲザルによる SHIV 感染実験では，図 2.8(b) にあるように末梢血中の CD4$^+$T 細胞の急激な枯渇が観測される．しかし，HIV-1 は共受容体である CCR5 を発現している CD4$^+$T 細胞群に感染する R5 ウイルスであることより，通常の HIV-1 感染者では，SHIV 感染実験で見られる感染急性期における末梢血中の CD4$^+$T 細胞の急激な枯渇は観測されない [144].

11) $V(t) = pI(t)/c$ より，任意の時刻において，血漿中のウイルス量は常に感染細胞数 $I(t)$ の比例倍であると仮定している．

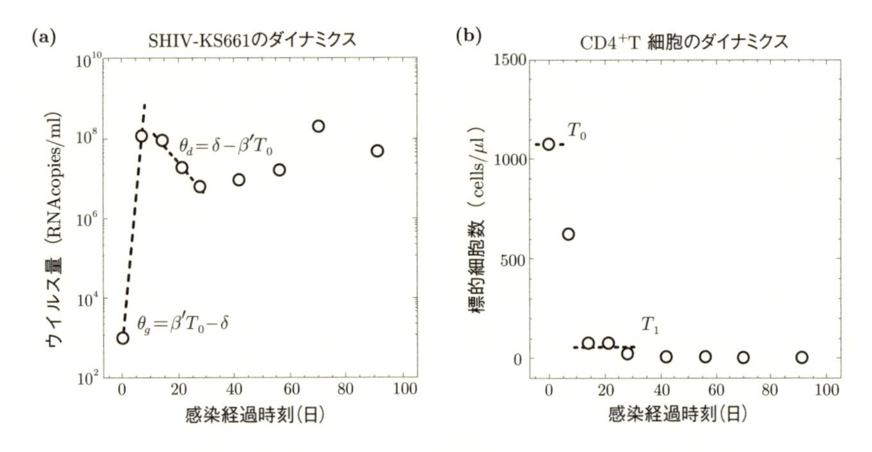

図 2.9　SHIV-KS661 感染アカゲザルの感染急性期の解析：(a) 図中の破線の傾きは，ウイルス量がピークに達するまで（感染後 0〜7 日間）の平均的なウイルス増殖率（θ_g）を表している．また，点線の傾きは，ウイルス量がピークに達した後（感染後 14〜28 日間）の平均的なウイルス減少率（θ_d）を表している．ここで，線形回帰により $\theta_g = 1.66$ 及び $\theta_d = 0.193$ と推定される．(b) 図中の破線は，ウイルス感染前及び感染後ごく初期の $\mathrm{CD4^+T}$ 細胞数（T_0）を表している．また，点線は，感染後 14〜28 日間の平均 $\mathrm{CD4^+T}$ 細胞数（T_1）を表している．ここで，$T_0 = 1073$ と $T_1 = 56$ は，アカゲザルの末梢血 1μl 中から直接観測した値とする．

である．図 2.9(a) の点線は，近似式 (2.35) によるウイルス減少のダイナミクスであり，その傾きは θ_d に対応している．また，(b) の点線は，感染後 14〜28 日間の平均 $\mathrm{CD4^+T}$ 細胞数 T_1 を表している．

基本再生産数 R_0 の推定

ウイルス増殖率 θ_g とウイルス減少率 θ_d を用いて，SHIV-KS661 の基本再生産数を推定することができる．式 (2.32) より基本再生産数は，

$$R_0 = 1 + \frac{\theta_g}{\delta}$$

で表される．生体内において，ウイルス量と感染細胞数に比例関係が成立していることに注意すれば（準定常状態），ピーク後におけるウイルス量の減少率 θ_d は，感染細胞の死亡率 δ のおおまかな推定値であると考えることができ

る[12)]．従って，感染細胞の死亡率としてウイルス減少率 θ_d を用いれば，基本再生産数は，

$$R_0 = 1 + \frac{\theta_g}{\theta_d} \tag{2.37}$$

となる．また，SHIV 感染実験における急性期のデータを線形回帰により解析すれば，$\theta_g = 1.66$ 及び $\theta_d = 0.193$ と推定できる（図 2.9(a)）．つまり，式 (2.37) より，SHIV-KS661 の基本再生産数は，$R_0 = 9.60$ となる．これは，感染急性期において，単位感染細胞が平均 9.60 個の新規感染細胞を生産していることを意味している．

まとめ

ここでは，基本的な数理モデル (2.1) から導かれる近似解を用いて，感染急性期においてピークに到達するまでの指数的に増殖するウイルス量及びピークに到達した後の指数的に減少するウイルス量を解析した（指数的に増殖するウイルス量のさらに詳細な近似解は，式 (2.19) を参照．また，感染急性期におけるウイルス非産生細胞を考慮した数理モデル (2.30) の近似解は，[201] で詳しく調べられている）．推定された SHIV-KS661 の基本再生産数 $R_0 = 9.60$ は，*Nowak MA. et al.* による論文 [161] で調べられている SIV の基本再生産数（2.2〜4.6）よりも大きな値になっている（ただし，論文 [161] では，$R_0 = 1 + \theta_g/\delta$ として，$\delta = 0.74$ を固定している）[13)]．これは，SHIV と SIV のトロピズムの違いが反映されている可能性もあるが，アカゲザルによる SHIV 感染実験ではウイルス量がピークに到達するまでのデータ数が少ないことや $V(0) = 1.00 \times 10^3$（RNA copies/ml）を仮定したことに原因があるかもしれない．従って，正確な

12) 減少率 θ_d から得られる感染細胞の死亡率は，新規ウイルス感染による感染細胞の生産を考慮していないために，本来の値よりも低く見積もっていることに注意する（式 (2.36) より $\delta > \theta_d$ であることが分かる）．従って，減少率 θ_d を用いて推定された基本再生産数 R_0 は，本来の感染細胞の死亡率 δ を用いて推定した値よりも大きく見積もってしまう可能性がある．

13) 論文 [161] では，ウイルス感染細胞がウイルス粒子を産生するまでの時間の分布を考慮した数理モデルを用いた基本再生産数の推定も行っている．このような時間遅れの影響は，基本再生産数の推定値を大きくする傾向がある．

基本再生産数を推定するためには，感染急性期におけるより詳細なデータを取得することや新たな解析手法を確立する必要がある．例えば，*Ikeda H. et al.* による論文 [94] では，感染初期において経時的に測定された標的細胞数とウイルス量の両方を用いて，従来の方法よりの正確に基本再生産数を推定できる方法が提案されている．このように，感染のなるべく早い段階で正確な基本再生産数を推定することは，ワクチンや感染急性期における抗ウイルス治療の効果を評価する上で重要な意味をもつ．仮にワクチンがウイルス増殖率を $1/R_0$ 倍に抑制することができるならば，理論的には，ウイルス感染の成立を阻止できると考えられるからである．HIV-1 感染症における基本再生産数は，*Little SJ. et al.* による論文 [125] では 5.2〜9.1 程度，*Ribeiro RM. et al.* による論文 [181] では 4.9〜11.0 程度と見積もられている．つまり，開発されるワクチンが感染急性期にウイルス増殖率を約 80〜90% 抑制することができれば，HIV-1 感染を予防できることを意味している．しかし，実際には，ワクチンにより感染急性期に効率良く細胞障害性 T 細胞を誘導することは困難であり，十分なウイルス増殖の抑制が達成されず，感染を防げないことが報告されている [1, 41, 46]．今後は，感染急性期におけるウイルス増殖率，すなわち，基本再生産数を十分に小さくできるように，迅速かつ効率の良い細胞障害性 T 細胞を誘導できるワクチン開発が課題となっている．

コラム　サル／ヒト免疫不全ウイルスとサルエイズモデル

京都大学ウイルス研究所　三浦智行

世界的に蔓延しているエイズの原因ウイルス，HIV-1 の発見に続く，分子・細胞レベルでの研究の進展は著しいものであった．しかし，その多くの研究は部分的な分析的研究に留まり「エイズの感染宿主における病態発現機構」すなわち「HIV-1 がなぜエイズを起こすのか」という根本的な命題は依然として未解決のままである．病態発現機構の解明およびエイズ予防・治療法開発のためにはウイルス側の要因と宿主側の要因とを併せた多角度から統合的に解析できる感染個体レベルの研究が必須である．しかし，HIV-1は，ヒトとチンパンジーにしか感染しないため，HIV-1そのものを用いて感染動物実験を行うことは困難である．ヒトの臨床検体からも個体レベルの重要な知見が得られるが，感染時期の特定ができないこと，末梢血を用いた解析に留まること，治療薬の影響があること等，制約が大きい．

一方，HIV-1に近縁なSIVがアカゲサルに感染し，エイズ様症状を引き起こすことが明らかになった[63]．これらの発見以来，サルを用いた研究の重要性が欧米で認識され，特に米国では8つの霊長類センターの強化，サルの供給体制や施設の改修，研究費の増大，研究者の投入等によりSIVを用いた研究が盛んに行われた．SIVのサル感染実験により，nef遺伝子がエイズの病原性に重要であること[111]や，それに基づく弱毒生ワクチンの可能性[40]，エイズウイルスの主要な標的臓器は腸管であること[210, 136, 123]等，エイズ研究において極めて重要な知見が明らかにされた．これらの研究では，ヒトでは不可能な経時的生検や実験的屠殺による深部組織の詳細な解析が威力を発揮した．その後，SIVが遺伝的にHIV-1とは異なるウイルスであるという欠点を克服するために，SIVのゲノムをベースにして，遺伝子工学的手法によりHIV-1のenv遺伝子を中心としたゲノム領域を組み換えたSHIVも作製された（図2.10）[198, 26]．

近年，このSHIVにおいて種々の病原性・非病原性株が得られ，さらにそれらの分子クローンウイルスが得られている（SHIV-KS661等）ことから，一部ではあるがHIV-1遺伝子そのものの感染個体における病原性の実験病理学的解析が可能となった．実際，このSHIVクローンを用いることにより，HIV-1のenv遺伝子により決定される共受容体（CCR5型やCXCR4型）親和性によって感染個体における標的細胞や病態が異なることが明らかにされている[75, 159, 135]．このようにSHIV研究により，これまで培養細胞レベルで止まっていた解析を，そのまま直接感染個体（サル）のレベルにまで進めて実験的に解析することが可能となったのである．現在まで蓄積されてきた培養細胞レベルの知見が，感染個体レベルでどのように病原性となって現れるかを結び付けることができれば，SHIVの強毒性・弱毒性の解明につながり，そこで得られる情報は実際のヒトのエイズの病原性解明と治療・予防法開発に大きく貢献するものと期待される.

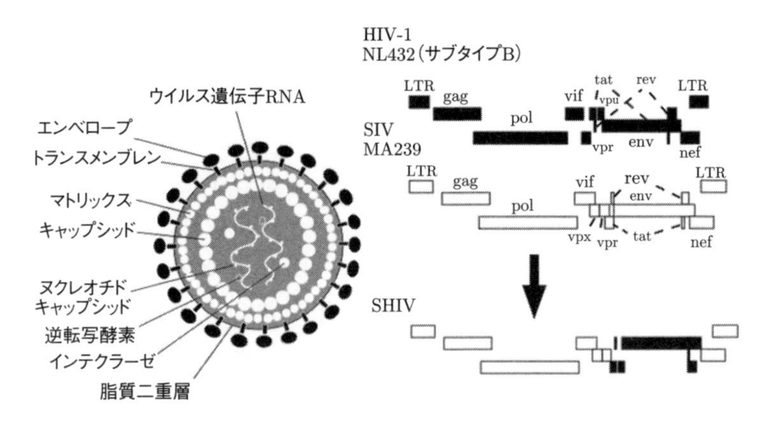

図 **2.10**　アカゲザル等のマカク属サルに感染する HIV-1 と SIVmac の組み換えウイルス（SHIV）の粒子構造と遺伝子構造の模式図：黒い部分は HIV-1 遺伝子由来で，白い部分は SIVmac 由来である．SHIV は，ウイルス粒子の外皮蛋白をコードする env 遺伝子を中心とする領域が HIV-1 由来である．

2.3　培養細胞内のウイルスダイナミクス

1995 年以降，多くの臨床データや感染実験データが数理モデルを用いて解析され，様々なウイルス学的発見がなされてきた．また，これらの知見に基づいた治療戦略や抗ウイルス薬の効果判定法，新たな診断基準などが提案され，数理モデルを用いたデータ解析は，とりわけウイルス学・免疫学の分野で，重要視されるようになってきている．しかし，現在でさえ，数理モデルを用いて解析できる実験データは非常に限られており，ほとんど全てのウイルスダイナミクスは，ウイルス量（RNA，DNA コピー数，もしくは抗原量）かウイルス感染力価（$TCID_{50}$，もしくは，PFU）の時系列データのどちらか一方のみを用いて定量化されてきた．このような実験データの不足は，標的細胞や感染細胞など他の変数も含んだ基本的な数理モデル (2.1) やその改良モデルを用いた解析によって，正確で詳細なウイルスダイナミクスを定量化することを制限しているのも事実である．本節では，非常に多くの実験データを測定することが可能である培養細胞実験と数理モデルの解析を組み合わせることで新たに定量化できるようになったウイルスダイナミクスを紹介するとともに，このような「培養細胞実験を用いたウイルスダイナミクス定量化系」の応用可能性を議論する．

カニクイザル株化細胞における SHIV のダイナミクス

培養細胞実験は，生体内での実験が困難なウイルス複製プロセスの特定の側面やウイルスタンパク質の機能を詳細に解析するために古くから使われてきた．特に，HCV やデングウイルスなど，現在でも実用性のある動物実験系が確立されていないウイルス感染症において，培養細胞実験による解析は非常に重要な役割を果たしている．さらに，培養細胞を用いた実験から得られたウイルスの性質をもとに，生体内におけるウイルス感染の特徴を予測できることもある．例えば，*Goldstein S. et al.* による論文 [68] では，6 頭のアカゲザルの末梢血単核球（PBMC）培養細胞を用いて測定した SIV の感染力価の値とそれぞれのアカゲザルの SIV 感染実験におけるウイルス量のピーク値に強い正の相関があることが示されている．すなわち，培養細胞実験におけるウイルスダイナミクスを詳細に定量化することが可能になれば，ウイルス学の様々な研究領域において新たな知見を得ることが期待できる．また，これらの実験では，比較的容易に様々な時系列データを収集できることに加えて，ウイルス特異的な免疫反応等の宿主機能を考慮する必要がない．そのため，ウイルスと細胞の相互作用のみに注目したシンプルな数理モデルを用いた解析が可能になる．以下では，*Iwami S. et al.* による論文 [104] で報告されたカニクイザル株化細胞（HSC-F）における SHIV-KS661 のダイナミクスの定量化について説明していく．

カニクイザル株化細胞を用いた SHIV 感染実験

急性発症型の株として知られている SHIV-KS661 を 1 ml 当たり 6.0×10^6 個

のHSC-F細胞に多重感染度（multiplicity of infection: MOI）2.0×10^{-5} で感染させ9日間培養した感染実験データを用いる（表2.4）．毎日，培養液の上清を回収し，1 ml 中のSHIV-KS661の感染力価及びRNAコピー数を測定した（図2.11(c)(d)）．さらに，培養細胞を培養液で満たし，撹拌した後，培養細胞の一部を回収し，1 ml 中の標的細胞数と感染細胞数を測定した（図2.11(a)(b)）．ここで，「標的細胞」と「感染細胞」は，SHIVのタンパク質であるNefの発現の有無によって区別している．すなわち，標的細胞とは，$\mathrm{CD4^+}$ $\mathrm{Nef^-}$ HSC-F細胞であり，感染細胞とは，$\mathrm{CD4^+}$ $\mathrm{Nef^+}$ HSC-F細胞である．また，SHIV-KS661接種後，0，1，2日目におけるの感染細胞数及び0日目のウイルス感染力価は，検出限界値以下のため測定できなかった．今後は，これら9日間の標的細胞数，感染細胞数，ウイルス量，ウイルス感染力価の時系列データを用いて解析していく．

ウイルス感染性を考慮した数理モデルによる解析

感染細胞から産生されたウイルス粒子全てが感染性をもっているわけではない．例えば，ウイルスの複製サイクルにおいて，転写・翻訳されたRNAに多くの変異が蓄積していたり，組み立てられたウイルス粒子に必要量のウイルスタンパク質やウイルスRNA（もしくは，DNA）が含まれていなければ，産生されたウイルス粒子は感染性をもたない．これらのウイルス粒子は，感染性をもたない「非感染性ウイルス粒子」となる．培養細胞実験から得られた4種類の時系列データ（表2.4・図2.11）を用いて，ウイルス複製プロセスにおける感染性・非感染性ウイルスの感染ダイナミクスを定量化していく．

HSC-F細胞培養系におけるSHIV-KS661のダイナミクスを記述するために基本的な数理モデル (2.1) を改良したウイルス感染性を考慮した数理モデル (2.38) を考える：

表 2.4 カニクイザル株化細胞による SHIV 感染実験のデータ：表中のデータは，上段から順番に，培養液 1 ml 中の $CD4^+$ Nef^- HSC-F 細胞数 (cells/ml)，$CD4^+$ Nef^+ HSC-F 細胞数 (cells/ml)，SHIV-KS661 感染力価 ($TCID_{50}$/ml)，SHIV-KS661RNA コピー数（RNA copies/ml）で与えられている．表中 “d. l.” は，検出限界値以下であったことを意味している．データは，*Iwami S. et al.* による論文 [104] に掲載されている値から一部抜粋したものを使用している．

測定項目	感染経過時刻（日）								
	0	1	2	3	4	5	6	7	8
標的細胞	2.53×10^6	3.52×10^6	3.30×10^6	2.19×10^6	1.16×10^6	1.21×10^6	2.10×10^5	5.77×10^4	1.05×10^5
感染細胞	d. l.	d. l.	d. l.	6.46×10^4	1.54×10^5	5.83×10^5	1.69×10^5	9.06×10^4	9.33×10^4
感染力価	d. l.	6.40×10	6.40×10^2	4.06×10^3	2.05×10^4	2.58×10^4	5.12×10^3	1.28×10^3	6.40×10^2
ウイルス量	1.27×10^2	4.37×10^3	5.12×10^4	4.89×10^5	1.28×10^6	1.94×10^6	1.23×10^6	5.70×10^5	1.30×10^5

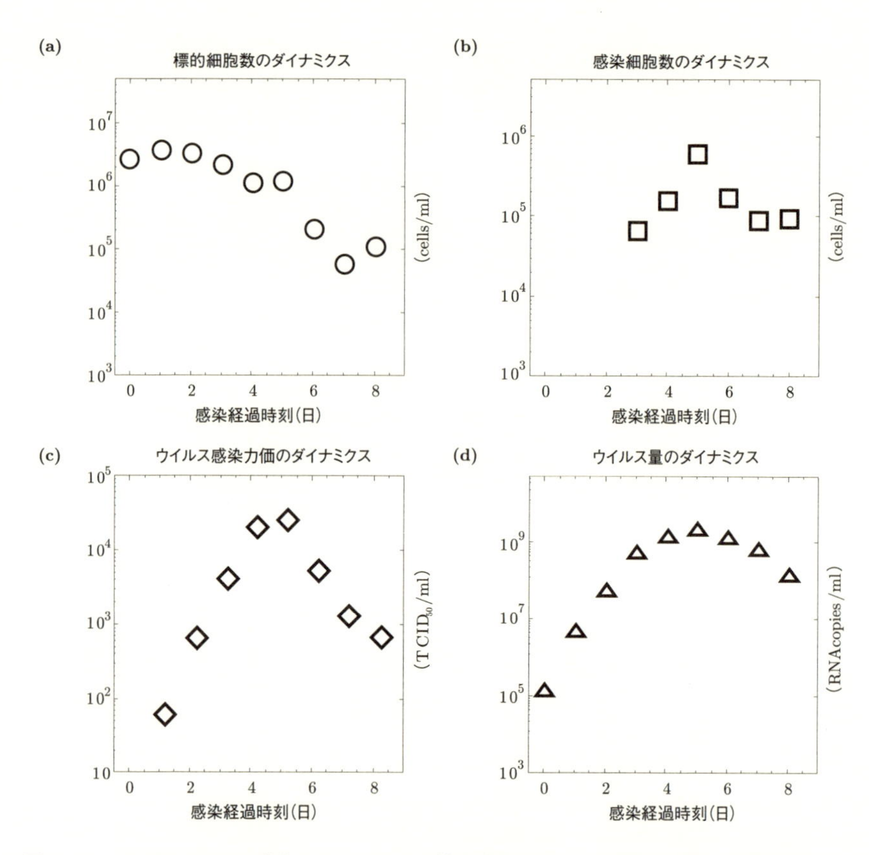

図 2.11　SHIV-KS661 感染カニクイザル株化細胞における標的細胞・感染細胞・ウイルス量・ウイルス感染力価の時系列ダイナミクス：1 ml 当たり 6.0×10^6 個の HSC-F 細胞に MOI 2.0×10^{-5} の SHIV-KS661 を感染させ 9 日間培養した．(a) 標的細胞（$CD4^+$ Nef^- HSC-F 細胞）数，(b) 感染細胞（$CD4^+$ Nef^+ HSC-F 細胞）数，(c) ウイルス感染力価，(d) ウイルス量のダイナミクスを表している．SHIV-KS661 接種後，0，1，2 日目におけるの感染細胞数及び 0 日目のウイルス感染力価は，検出限界値以下のため測定できなかった．データは，*Iwami S. et al.* による論文 [104] に掲載されている値から一部抜粋したものを使用している．

$$
\begin{aligned}
\frac{dT(t)}{dt} &= -dT(t) - \beta T(t)V_I(t),\\
\frac{dI(t)}{dt} &= \beta T(t)V_I(t) - \delta I(t),\\
\frac{dV_I(t)}{dt} &= fpI(t) - c_{50}V_I(t) - c_{RNA}V_I(t),\\
\frac{dV_{NI}(t)}{dt} &= (1-f)pI(t) + c_{50}V_I(t) - c_{RNA}V_{NI}(t).
\end{aligned}
\tag{2.38}
$$

ここでは，感染性ウイルス粒子数を $V_I(t)$（RNA copies/ml），非感染性ウイルス粒子数を $V_{NI}(t)$（RNA copies/ml）と定義している．パラメーター f は，産生されたウイルス粒子のうち感染性をもっているウイルス粒子の頻度，c_{RNA} は，ウイルス RNA の分解率を表している[14]．さらに，たとえウイルス粒子が感染性をもっていたとしても，時間の経過とともに感染性は失われていくことが知られている [10, 64, 104]．パラメーター c_{50} は，感染性ウイルス粒子の感染性喪失率を表している．また，培養細胞を用いたウイルス感染実験を考えていることより，新たに標的細胞が補充されることはない（$\lambda = 0$）．

次に，9 日間の標的細胞数，感染細胞数，ウイルス感染力価，ウイルス量の時系列データを解析するために，数理モデル (2.38) を変形していく．ここで，「ウイルス感染力価」は，培養液 1 ml 中に含まれる感染性ウイルス粒子の $TCID_{50}$ であり，「ウイルス量」は，培養液 1 ml 中に含まれる全ウイルス粒子（感染性ウイルス粒子＋非感染性ウイルス粒子）のウイルス RNA コピー数を測定したものであることに注意する．従って，感染性ウイルス粒子の $TCID_{50}$ を $V_{50}(t) = \alpha V_I(t)$，全ウイルス粒子のウイルス RNA コピー数を $V_{RNA}(t) = V_I(t) + V_{NI}(t)$ と定義すれば，数理モデル (2.38) は以下のようになる：

[14] c_{RNA} は，ウイルス RNA がダメージを受けて定量的 RT-PCR で測定できなくなる割合を示している．実際，c_{RNA} は非常に小さな値であることより，特に，生体内におけるウイルスダイナミクスを扱う場合には，これらの値は 0 と考えることができる．

$$
\begin{aligned}
\frac{dT(t)}{dt} &= -dT(t) - \beta_{50}T(t)V_{50}(t) - \mu T(t),\\
\frac{dI(t)}{dt} &= \beta_{50}T(t)V_{50}(t) - \delta I(t) - \mu I(t),\\
\frac{dV_{50}(t)}{dt} &= p_{50}I(t) - c_{50}V_{50}(t) - c_{RNA}V_{50}(t) - cV_{50}(t),\\
\frac{dV_{RNA}(t)}{dt} &= pI(t) - c_{RNA}V_{RNA}(t) - cV_{RNA}(t).
\end{aligned}
\tag{2.39}
$$

パラメーター α は，感染性ウイルス粒子の単位である TCID_{50}/ml と RNA copies/ml の変換係数であり，$\beta_{50} = \beta/\alpha$ と $p_{50} = \alpha fp$ は，それぞれ，変換されたウイルス感染率とウイルス産生細胞を表している．また，培養細胞実験ではデータを収集する度に，細胞数，ウイルス量が，それぞれ，もとの量の 94.5%，0.07% に減少している．パラメーター μ と c は，それぞれ，データ収集によるこのような細胞数，ウイルス量の減少効果を表している[15)]．

HSC-F 細胞における SHIV-KS661 のダイナミクスを定量化するために，数理モデル (2.39) における各パラメーターを推定していく．ここで，異なる実験より感染性ウイルス粒子の感染性喪失率は $c_{50} = 0.931$，ウイルス RNA の分解率は $c_{RNA} = 0.039$，標的細胞の死亡率は $d = 0.213$ と推定されている [104]．また，データ収集による細胞数，ウイルス量の変化量より，標的細胞数，感染細胞数，感染性ウイルス粒子の TCID_{50}，全ウイルス粒子のウイルス RNA コピー数の減少率は，それぞれ，$\mu = 0.06$，$c = 7.31$ となる．これらのパラメーター値を固定して，残りのパラメーターを異なる 4 つの時系列データから求めていく．表 2.4 の各測定値と数理モデル (2.39) の解の誤差を以下の目的関数によって定義する：

$$
\begin{aligned}
J(\theta) = &\sum_{i=1}^{9}(\log T(t_i) - \log \tilde{T}(t_i))^2 + \sum_{i=1}^{9}(\log I(t_i) - \log \tilde{I}(t_i))^2\\
&+ \sum_{i=1}^{9}(\log V_{50}(t_i) - \log \tilde{V}_{50}(t_i))^2 + \sum_{i=1}^{9}(\log V_{RNA}(t_i) - \log \tilde{V}_{RNA}(t_i))^2.
\end{aligned}
\tag{2.40}
$$

15) *Beauchemin CAA. et al.* による論文 [10] では，より詳細にデータの収集効果を考慮した数理モデルを考えている．

t_i は測定を行った感染経過時刻（0 日から 8 日）であり，$\tilde{T}(t_i)$，$\tilde{I}(t_i)$，$\tilde{V}_{50}(t_i)$，$\tilde{V}_{RNA}(t_i)$ は，それぞれ，各測定時刻における標的細胞数，感染細胞数，感染性ウイルス粒子の TCID_{50}，全ウイルス粒子のウイルス RNA コピー数を表している．また，$\theta = (T(0), I(0), V_{50}(0), V_{RNA}(0), \beta_{50}, \delta, p, p_{50})$ は，数理モデル (2.39) において，感染実験データから推定するパラメーターである．図 2.12 は，目的関数 (2.40) を最小にする最適なパラメーターを用いて計算した数理モデル (2.39) による HSC-F 細胞における SHIV-KS661 のダイナミクスである．(a) は標的細胞数のダイナミクス，(b) は感染細胞数のダイナミクス，(c) はウイルス感染力価のダイナミクス，(d) はウイルス量のダイナミクスを表している．

カニクイザル株化細胞における SHIV-KS661 ダイナミクスの指標

HSC-F 細胞を用いた SHIV-KS661 の感染実験より推定された最適なパラメーターを用いて計算したウイルスダイナミクスの指標は，図 2.13 にまとめられている[16]．標的細胞，感染細胞，ウイルス感染力価，ウイルス RNA の半減期は，それぞれ，2.54 日，0.63 日，0.75 日，17.33 日であると推定できた．さらに，ここで推定されたウイルスバーストサイズは 30253 RNA copies/ml，感染性ウイルスのバーストサイズは 0.267 TCID_{50}/ml，基本再生産数は 6.77 であった．通常，基本再生産数や感染細胞の半減期は，感染急性期においてピークに到達するまでの指数的に増殖するウイルス量やピークに到達した後の指数的に減少するウイルス量等を用いて推定されてきた [161, 181, 201]．しかし，これら方法，あるいは，ウイルス量（もしくは，ウイルス感染力価）の時系列データのみから推定された基本再生産数や感染細胞の半減期は，現実の値を反映していない可能性がある [94]．また，現在まで推定されてきたウイルスバーストサイズは，本質的に抗ウイルス薬やシングルサイクルウイルスなどを用いて，非同時かつ多発的に繰り返し起こっているウイルス複製プロセスを阻害した実験データに基づいている [22, 57, 49, 208]（もちろん，ウイルス量の時系列データのみから推定する方法もある [8, 10]）．このような人為的な環境下で

---

16) *Iwami S. et al.* による論文 [104] では，HSC-F 細胞に異なる MOI 2.0×10^{-3}, 3.0×10^{-4}, 4.0×10^{-5}，5.0×10^{-6} の SHIV-KS661 を感染させた実験データを全て用いてウイルスダイナミクスを定量化している．従って，図 2.13 で推定されているウイルスダイナミクスの指標は，論文 [104] で得られた値と若干異なっている．

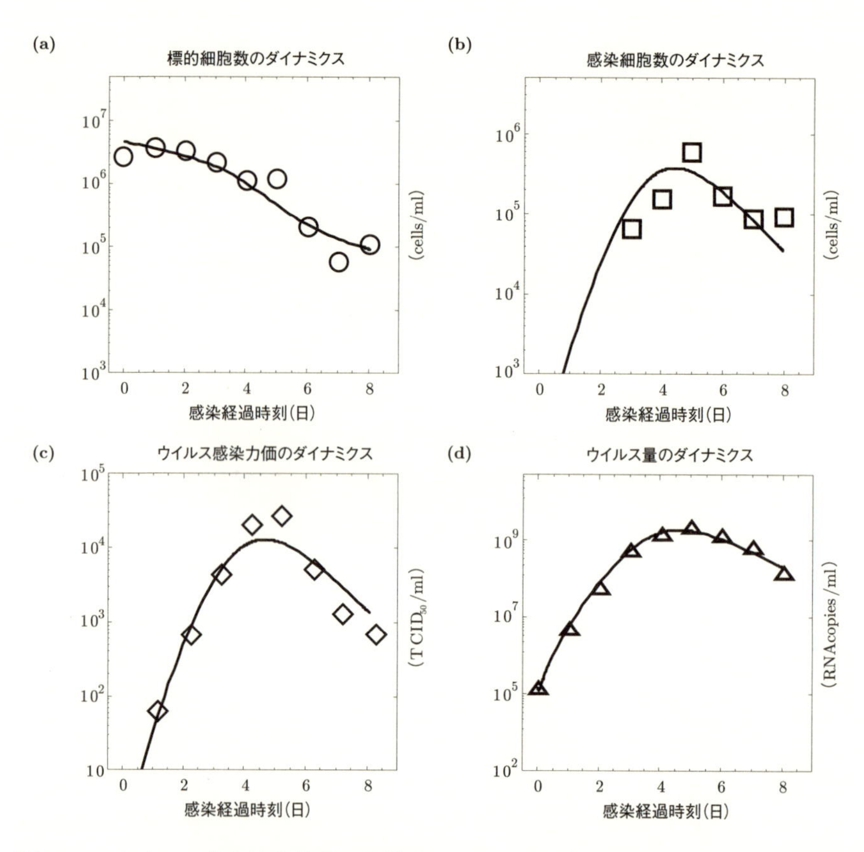

図 2.12　ウイルス感染性を考慮した数理モデル (2.39) を用いたカニクイザル株化細胞によるSHIV感染の実験データに対するフィット：(a), (b), (c), (d) 中の黒線は，それぞれ，ウイルス感染性を考慮した数理モデル (2.39) によって予測される標的細胞数, 感染細胞数, ウイルス感染力価, ウイルス量のダイナミクスを表している．非線形最小二乗法により目的関数 (2.40) を最小にする最適なパラメーターは，$T(0) = 4.73\times10^6$ (cells/ml)，$I(0) = 1.21$ (cells/ml)，$V_{RNA}(0) = 1.27 \times 10^5$ (RNA copies/ml)，$V_{50}(0) = 3.61$ (TCID$_{50}$/ml)，$\beta_{50} = 4.44 \times 10^{-5}$((TICD$_{50}$/ml)$^{-1}$ · day^{-1})，$\delta = 1.10$ (day^{-1})，$p = 33310.7$ (RNA copies/ml · day^{-1})，$p_{50} = 0.294$ (TCID$_{50}$/ml · day^{-1}) である．また，その他のパラメーターは，$d = 0.213$ (day^{-1})，$c_{50} = 0.931$ (day^{-1})，$c_{RNA} = 0.039$ (day^{-1}) と固定している．

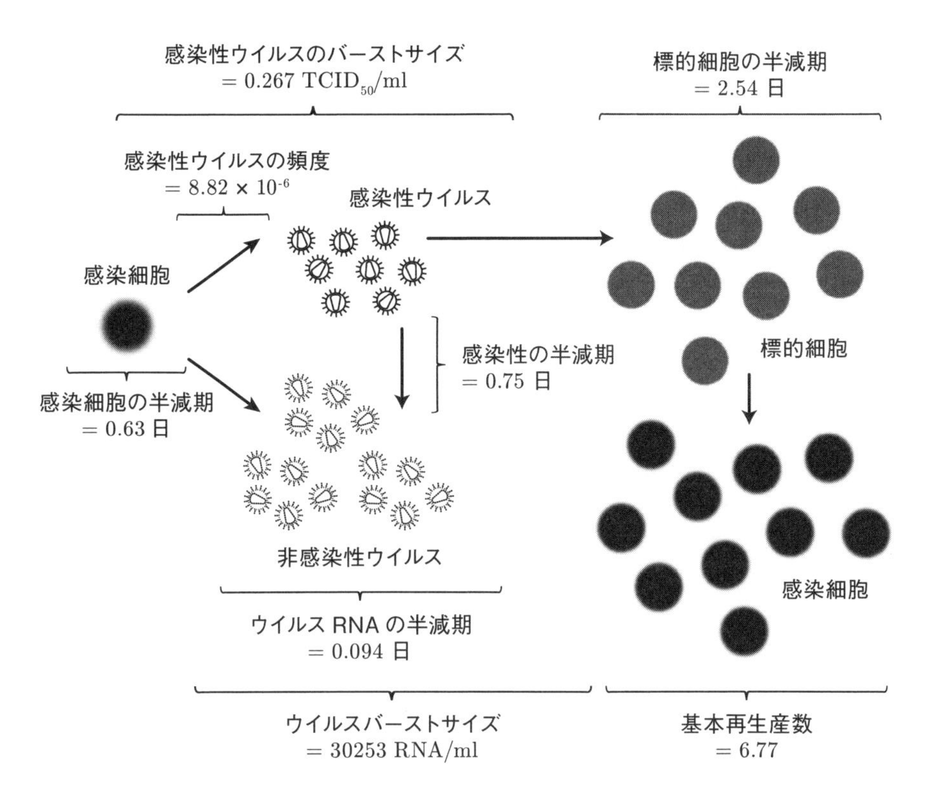

図 2.13 カニクイザル株化細胞における SHIV-KS661 のダイナミクス：カニクイザル株化細胞を用いた SHIV 感染実験より，標的細胞，感染細胞，ウイルス感染力価，ウイルス RNA の半減期 ($\log 2/(d+\mu) \cdot \log 2/(\delta+\mu) \cdot \log 2/(c_{50}+c) \cdot \log 2/(c_{RNA}+c)$) は，それぞれ，2.54 日，0.63 日，0.75 日，0.094 日であると推定できた．また，感染性ウイルスのバーストサイズ ($p_{50}/(\delta+\mu)$) は 0.267 (TCID$_{50}$/ml)，全ウイルスのバーストサイズ ($p/(\delta+\mu)$) は 30253 (RNA copies/ml) であり，基本再生産数 ($\beta_{50}p_{50}T(0)/(\delta+\mu)(c_{50}+c_{RNA}+c)$) は 6.77 であった．さらに，産生されたウイルス粒子が感染性をもつ頻度の最小値 (p_{50}/p) は，8.82×10^{-6} である．

行われたウイルスバーストサイズの推定は，潜在的に様々な問題を抱えていることが指摘されている[22]．本実験により推定された感染細胞の半減期，ウイルスバーストサイズ，基本再生産数は，標的細胞，感染細胞，ウイルス感染力価，ウイルス量の時系列データを用いることによって直接推定されたパラメーターを用いて計算した値であり，現在まで推定されてきたウイルスダイナミクスの指標よりも現実的な値を反映していると考えられる．さらに，これらのパラメーターを用いて感染性ウイルス粒子の頻度に関する以下の考察が得られる．$p_{50}/p = \alpha f < f$ の関係より，産生されたウイルス粒子が感染性をもつ頻度の最小値は，8.82×10^{-6} と計算できる．例えば，「全てのウイルス粒子に必ずRNAが2コピーずつ含まれている」かつ「もし1 ml中の培養液に感染性ウイルス粒子が300個含まれているならば50 $\mathrm{TCID}_{50}/\mathrm{ml}$ の感染力価を示す」という仮定が成り立つならば，変換係数 $\alpha = 0.083$ であり，産生されたウイルス粒子が感染性をもつ頻度は，$f = 1.06 \times 10^{-4}$ と計算できる（つまり，産生されたウイルス粒子約10000個につき高々1個しか感染性をもっていないことを意味している）．このように，産生されたウイルス粒子のほとんどは，感染性をもっていないことが示唆される．

まとめ

ここでは，ウイルス感染性を考慮した数理モデル(2.39)を用いて，カニクイザル株化細胞によるSHIV-KS661の感染実験データを解析してきた．このような培養細胞実験と数理モデルによる解析を融合させたウイルス研究は，近年盛んに行われるようになってきている[10, 145, 196]．例えば，*Beauchemin CAA. et al.* による論文[10]では，中空繊維反応器によるイヌ腎臓尿細管上皮細胞由来の細胞株（MDCK）培養系を用いてインフルエンザウイルスA型/Albany/1/98（H3N2）感染実験を行っている．そして，これらの感染実験から得られたウイルス感染力価の時系列データをシンプルな数理モデルを用いて解析することで，培養細胞内のウイルスダイナミクス及び抗インフルエンザ薬による阻害効果を明らかにした．また，*Schulze-Horsel J. et al.* による論文[196]では，マイクロキャリアによるMDCK培養細胞系を用いたインフルエンザウイルスA型/Puerto Rico/8/34（H1N1）とインフルエンザウイルスA型/Wisconsin/67/2005

(H3N2) の感染実験を行い，非常に多くの実験データを収集することに成功しており，詳細な数理モデルでこれらのデータを解析している．彼らはこのような解析を通して，ワクチン製造プロセスを最適化するために，推定されたパラメーターよりマイクロキャリア培養細胞系においてウイルス産生を最大化する方法を考察している．一方，本培養細胞実験では，(特に，ウイルス感染力価及びウイルス量の時系列データを同時に解析することにより) 産生されたウイルス粒子が感染性をもつ頻度の最小値を推定することが可能になった．例えば，HIV/SIV 感染症におけるプロテアーゼ阻害薬を用いた抗ウイルス治療や HCV 感染症におけるリバビリン治療は，非感染性のウイルス粒子の産生を促進させることが知られている [51, 52, 156, 169, 170]．また，HIV-1 のタンパク質の 1 つである Vif を欠損させたウイルスを用いた感染実験では，ウイルス複製プロセスにおいて宿主因子による阻害を受けやすくなるために，感染性ウイルス粒子の産生を著しく低下させることが報告されている [97, 190]．今回開発した「培養細胞実験を用いたウイルスダイナミクス定量化系」を用いれば，これらの抗ウイルス治療やウイルスタンパク質の欠損がどの程度感染性ウイルス粒子の複製頻度を下げているのかを定量化することが可能になる．これらの例からも分かるように，培養細胞実験系におけるウイルスダイナミクスを詳細かつ正確に定量化するための実験的手法及び数理解析的手法[17)] の開発が今後，一層求められていく．

演習問題

【解の積分表示に関連した問題】

微分方程式と初期条件を満たす関数を微分方程式の解という．

問 2.1 (1) (2.7) 式の両辺を t で微分して得られる $V(t)$，$I(t)$ に関する等式が (2.6) 式を満たすことを示せ．また (2.7) 式は $t=0$ で $V(t)=V(0)$，$I(t)=I(0)$ を満たすことを示せ．以上より (2.7) は (2.6) の解であることが分かる．

---

17) 近年，ウイルス感染実験データから推定した非線形常微分方程式のパラメーターの同定可能性についての研究も行われている [141, 219].

(2)　(2.7) 式で $V(0) = 0, I(0) = 1$ とし，積分変数の σ，η を積分変数 $s = t - \sigma$，$q = t - \eta$ と置き換えることで，(2.8) 式を導け．

問 2.2　(2.10) 式が成り立つことを示せ．

【行列指数関数に関連した問題】

n 次正方行列 A とスカラー t について

$$\mathrm{e}^{At} = E + At + A^2\frac{t^2}{2!} + A^3\frac{t^3}{3!} + \cdots = \sum_{k=0}^{\infty} A^k \frac{t^k}{k!}$$

とおき，これを行列 A の指数関数という．上式の右辺は任意の A と t について収束する．ここで E は n 次正方行列である．

問 2.3　(1)　行列 $A = \begin{pmatrix} 0 & 1 \\ 0 & 2 \end{pmatrix}$ と $B = \begin{pmatrix} 0 & 1 \\ -1 & 0 \end{pmatrix}$ について，$\mathrm{e}^{At} = \begin{pmatrix} 1 & \frac{1}{2}(\mathrm{e}^{2t} - 1) \\ 0 & \mathrm{e}^{2t} \end{pmatrix}$，$\mathrm{e}^{Bt} = \begin{pmatrix} \cos t & \sin t \\ -\sin t & \cos t \end{pmatrix}$ となることを示せ．

(2)　(1) で与えられた行列 A と B に対して，初期条件がそれぞれ $x(0) = x_0$ と $y(0) = y_0$ である微分方程式

$$\begin{pmatrix} \frac{dx}{dt} \\ \frac{dy}{dt} \end{pmatrix} = A \begin{pmatrix} x \\ y \end{pmatrix}, \quad \begin{pmatrix} \frac{dx}{dt} \\ \frac{dy}{dt} \end{pmatrix} = B \begin{pmatrix} x \\ y \end{pmatrix}$$

を考える．このとき，微分方程式の解はそれぞれ

$$\begin{pmatrix} x(t) \\ y(t) \end{pmatrix} = \mathrm{e}^{At} \begin{pmatrix} x_0 \\ y_0 \end{pmatrix}, \quad \begin{pmatrix} x(t) \\ y(t) \end{pmatrix} = \mathrm{e}^{Bt} \begin{pmatrix} x_0 \\ y_0 \end{pmatrix}$$

となることを以下の関係式を用いて確かめよ：

$$\mathrm{e}^t = 1 + t + \frac{1}{2!}t^2 + \frac{1}{3!}t^3 + \cdots = \sum_{k=0}^{\infty} \frac{t^k}{k!},$$

$$\sin t = t - \frac{1}{3!}t^3 + \frac{1}{5!}t^5 - \cdots + \frac{(-1)^n}{(2n-1)!}t^{2n-1} + \cdots,$$

$$\cos t = 1 - \frac{1}{2!}t^2 + \frac{1}{4!}t^4 - \cdots + \frac{(-1)^n}{(2n)!}t^{2n} + \cdots.$$

【局所安定性に関連した問題】

微分方程式の右辺が t を含まない

$$\frac{d\mathbf{x}}{dt} = \mathbf{f}(\mathbf{x})$$

を自励系という．自励系で解の一意性が成り立ち，かつ $-\infty < t < +\infty$ で解が存在するものと仮定する．$\mathbf{x}^*$ を定数ベクトルとして，自励系の解 $\mathbf{x}(t)$ で $\mathbf{x}(t) = \mathbf{x}^*$ の形のものが存在するとき，$\mathbf{x}^*$ を平衡点という．$\mathbf{x}^*$ が自励系の平衡点であるための必要十分条件は $\mathbf{f}(\mathbf{x}^*) = \mathbf{0}$ である．任意の $\epsilon > 0$ に対してある $\delta > 0$ が存在し，$\mid \mathbf{x}_0 - \mathbf{x}^* \mid < \delta$ を満たす任意の初期値 $\mathbf{x}(0) = \mathbf{x}_0$ に対する自励系の解 $\mathbf{x}(t)$ が常に $t > 0$ で $\mid \mathbf{x}(t) - \mathbf{x}^* \mid < \epsilon$ となるとき，$\mathbf{x}^*$ は安定平衡点であるという．$\mathbf{x}^*$ が安定であり，さらに $\delta_1 > 0$ が存在し $\mid \mathbf{x}_0 - \mathbf{x}^* \mid < \delta_1$ を満たす解 $\mathbf{x}(t)$ が $t > 0$ で $\lim_{t\to\infty} \mathbf{x}(t) = \mathbf{x}^*$ となるとき $\mathbf{x}^*$ は漸近安定平衡点であるという．また，安定でない平衡点を不安定平衡点という．自励系の右辺の関数 $\mathbf{f}(\mathbf{x})$ を平衡点 $\mathbf{x}^*$ のまわりでテイラー展開すると

$$\mathbf{f}(\mathbf{x}) = \mathbf{f}(\mathbf{x}^*) + \frac{\partial \mathbf{f}}{\partial \mathbf{x}}(\mathbf{x}^*) \cdot (\mathbf{x} - \mathbf{x}^*) + O(\mid \mathbf{x} - \mathbf{x}^* \mid)$$

となる．$\mathbf{x}^*$ が平衡点であるので右辺の第 1 項は $\mathbf{0}$ となり $\mathbf{f}(\mathbf{x})$ の $\mathbf{x}^*$ の近傍は右辺の第 2 項で表される．$\mathbf{y} = \mathbf{x} - \mathbf{x}^*$ として自励系に代入して高次項を無視すると

$$\frac{d\mathbf{y}}{dt} = \frac{\partial \mathbf{f}}{\partial \mathbf{x}}(\mathbf{x}^*)\mathbf{y}$$

となる．このとき，

$$\frac{\partial \mathbf{f}}{\partial \mathbf{x}}(\mathbf{x}^*) \quad = \begin{pmatrix} \frac{\partial f_1}{\partial x_1}(\mathbf{x}^*) & \cdots & \frac{\partial f_1}{\partial x_n}(\mathbf{x}^*) \\ \frac{\partial f_2}{\partial x_1}(\mathbf{x}^*) & \cdots & \frac{\partial f_2}{\partial x_n}(\mathbf{x}^*) \\ \vdots & \ddots & \vdots \\ \frac{\partial f_n}{\partial x_1}(\mathbf{x}^*) & \cdots & \frac{\partial f_n}{\partial x_n}(\mathbf{x}^*) \end{pmatrix}$$

をヤコビ行列と呼ぶ．ヤコビ行列の固有値の全ての実数部分が負（安定行列）であるならば $\mathbf{x}^*(\mathbf{y} = \mathbf{0})$ は漸近安定平衡点である．

問 2.4　(1)　基本的な数理モデル (2.1) について，(2.21) で与えられる E_0 と E_+ が平衡点であることを確かめよ．

(2)　E_0 と E_+ についてヤコビ行列を求めよ．基本再生産数 (2.22) が $R_0 < 1$ である場合，E_0 が漸近安定平衡点となり，$R_0 > 1$ であれば，E_+ が漸近安定平衡点となる

ことを確かめよ．ただし，3次正方行列 $A = (a_{ij})$ に対する固有値を λ としたとき，λ は行列式 $|\lambda I - A| = 0$ を満たす．従って，固有値方程式

$$|\lambda I - A| = \lambda^3 + a_1\lambda^2 + a_2\lambda + a_3 = 0$$

において，固有値の実数部分が全て負（A が安定行列）となるための必要十分条件は

$$a_1 > 0,\ a_3 > 0,\ a_1a_2 - a_3 > 0$$

であることに注意する．

【リアプノフ関数に関連した問題】

自励系

$$\frac{d\mathbf{x}}{dt} = \mathbf{f}(\mathbf{x}),\ \mathbf{f}(\mathbf{0}) = \mathbf{0}$$

を考え，$\mathbf{f}(\mathbf{x})$ は $\|\mathbf{x}\| < \infty$ で連続であり，解は一意であるとする．ここで $\mathbf{x}$，$\mathbf{f}$ は n 次元ベクトルである．関数 $L(\mathbf{x})$ は連続で，$\mathbf{x}$ に関して連続な偏導関数をもつものとする．さらに D を $L(\mathbf{x}) < \ell$ を満たす点 $\mathbf{x}$ の集合とし，空でない有界集合と仮定する．また，D の中で (i) $L(\mathbf{0}) = 0$，$L(\mathbf{x}) > 0$ $(\mathbf{x} \neq \mathbf{0})$ と (ii) $\mathbf{x} \neq \mathbf{0}$ のとき $\dot{L}(\mathbf{x}) < 0$ を満たすとする．このとき平衡点 $\mathbf{0}$ は安定であり，D の中から出発する自励系の全ての解は $t \to \infty$ のとき $\mathbf{0}$ に漸近する．ここで

$$\dot{L}(\mathbf{x}) = \sum_{k=1}^{n} \frac{\partial L}{\partial x_k} f_k(\mathbf{x})$$

となる．この性質はリアプノフの第二方法（直接法）と呼ばれる．

問 2.5　(1)　a を正の定数としたとき，$f(x) = x - a - a(\log x - \log a)$ は全ての $x > 0$ に対して非負の値をとり，$f(x) = 0$ となるのは $x = a$ に限ることを示せ．

(2)　(1) の性質を用いて，(2.24) と (2.26) で与えられる関数 L_0 と L_+ がそれぞれ $T > 0$，$I \geq 0$，$V \geq 0$ と $T > 0$，$I > 0$，$V > 0$ において非負の値をとり，$L_0 = 0$，$L_+ = 0$ となるのは平衡点 E_0，E_+ のみであることを確かめよ．

(3)　(2.25) と (2.27) 式を確かめよ．

(4)　正の数 $a_1, a_2, \cdots, a_n$ に対して相加・相乗平均に関する不等式

$$\frac{a_1 + a_2 + \cdots + a_n}{n} \geq \sqrt[n]{a_1a_2\cdots a_n}$$

を用いて，(2.27) 式で $\frac{dL_+}{dt}$ は $T > 0$，$I > 0$，$V > 0$ において非正の値をとり，$\frac{dL_+}{dt} = 0$ となるのは平衡点 E_+ のみであることを確かめよ．

【最小二乗法に関連した問題】

n 個のデータポイント (x_i, y_i), $(i = 1, 2, \cdots, n)$ に対して m 個のパラメーター θ_j $(j = 1, 2, \cdots, m)$ をもつ関数 $f(x, \theta)$ をあてはめる問題を考える．このとき残差

$$r_i = y_i - f(x_i, \theta) \quad (i = 1, 2, \cdots, n)$$

から残差平方和

$$S(\theta) = \sum_{i=1}^{n} r_i^2$$

を最小とするような θ を求める方法を非線形最小二乗法という．このような θ は $S(\theta)$ の勾配 ∇S を 0 とする点となり（必要条件），次の連立方程式の解となる：

$$\frac{\partial S}{\partial \theta_j} = 2 \sum_{i=1}^{n} r_i \frac{\partial r_i}{\partial \theta_j}. \quad (j = 1, 2, \cdots, m)$$

この連立方程式を解くことは必ずしも容易ではなく，逐次近似を必要とする場合が多い．

問 2.6　(1)　求める関数を

$$f(x_i, \theta) = \theta_1 + \theta_2 x_i \quad (i = 1, 2, \cdots, n)$$

として，$S(\theta)$ を最小とする θ_1，θ_2 は方程式

$$\begin{cases} \dfrac{\partial S}{\partial \theta_1} = -2 \displaystyle\sum_{i=1}^{n} (y_i - \theta_1 - \theta_2 x_i) = 0, \\ \dfrac{\partial S}{\partial \theta_2} = -2 \displaystyle\sum_{i=1}^{n} (y_i - \theta_1 - \theta_2 x_i) x_i = 0 \end{cases}$$

から連立二元一次方程式

$$\begin{cases} n\theta_1 + \theta_2 \displaystyle\sum_{i=1}^{n} x_i = \sum_{i=1}^{n} y_i, \\ \theta_1 \displaystyle\sum_{i=1}^{n} x_i + \theta_2 \sum_{i=1}^{n} x_i^2 = \sum_{i=1}^{n} x_i y_i \end{cases}$$

を満たすことを示し，θ_1，θ_2 を決定せよ．

(2)　求める関数を

$$f(x_i, \theta) = \theta_1 + \theta_2 x_i + \theta_3 x_i^2$$

として，(1) と同様に $S(\theta)$ を最小とする θ_1，θ_2，θ_3 を決定せよ．

第3章

抗HIV治療の数理モデル

本章では，抗HIV治療下におけるウイルス感染ダイナミクスの定量化に関する研究を紹介する．特に，抗ウイルス治療を行っている感染者（感染動物）の血漿中のウイルスRNA量の臨床（実験）データを解析することで定量化できる生体内のウイルス感染ダイナミクスの指標について説明していく．まず，プロテアーゼ阻害薬を用いた抗HIV単剤治療の臨床データを解析する数理モデル及びそれらを用いて明らかになったHIV-1の感染ダイナミクスについて概説する．次に，SIV感染アカゲザルモデルを用いて行った，プロテアーゼ阻害薬と逆転写酵素阻害薬を併用した抗HIV多剤併用治療（Highly Activated Anti-Retroviral Therapy：HAART）の実験データを解析していく．そして，これらの解析から定量化されたウイルス感染ダイナミクスをもとに，現在の抗HIV治療の改善可能性とその限界について議論していく．

20世紀最大の感染症であるHIV-1感染症は，その原因ウイルスが1983年に単離されて以来，多種多様な研究者による尽力にも関わらず，未だ多くの謎に包まれている．例えば，無治療の成人においてウイルス感染から後天性免疫不全症候群（Acquired Immunodeficiency Syndorom: AIDS）を発症するまでの潜伏期間が平均10年間以上であるといった典型的な病態メカニズム，さらには，これらの病態の主な原因であると考えられている$CD4^{+}$T細胞の減少メカニズムでさえ完全に解明されていない．しかし，当時は「死の病」と恐れられていたHIV-1感染症であるが，現在では多くの抗HIV治療薬が開発され，有効な治療方法が確立しつつある．その中でも，2つ，もしくは，それ以上の作用機序を有する抗ウイルス薬を同時に服用する HAART 治療は非常に効果的で，ほとんど全ての HIV-1 感染者の血漿中のウイルス RNA 量を数か月の間に検出限界値以下にまで抑えることができる．現在，HAART 治療が普及したことで HIV-1 による罹患率及び死亡率は激的に改善されつつあるが，残念なことに，この HAART 治療をもってしても感染者体内からウイルスを完全に排除することができないのが現状である．本節では，抗 HIV-1 単剤治療及び多剤併用治療下におけるウイルス感染ダイナミクスを記述する数理モデルを用いて，臨床・実験データを解析し，特に，HIV-1 感染者からウイルスを排除するために解明・改善する必要がある問題を議論していく．なお，抗 HIV-1 治療下におけるウイルス感染ダイナミクス定量化に関する研究は，総説 [171, 172, 183, 200] に詳しくまとめられている．

3.1 単剤治療下における HIV-1 の感染ダイナミクス (I)

HIV-1 感染症では，ウイルス感染後，臨床症状を示さない無症候期間（すなわち，慢性感染期）が非常に長い．また，慢性感染期の HIV-1 感染者から血漿中のウイルス RNA 量を経時的に測定すると，ウイルス RNA 量は一般的に変化することなく維持されていることが分かる[1]．これらの事実から HIV-1 が単離された当時“HIV-1 の複製プロセスは極めて遅いターンオーバーをもっている”と考えられていた．しかし，慢性感染期の HIV-1 感染者に対するプロテアーゼ阻害薬の 1 つであるリトナビルの治験第 I/II 相において，治療開始後の約 2 週間で血漿中のウイルス RNA 量が 10 分の 1 から 100 分の 1 に減少することが観測された [85, 169, 215]（図 3.1）．これらのウイルス RNA 量の急激な減少は“HIV-1 の複製プロセスが極めて速いターンオーバーをもっていること”を示唆した．さらに，単剤治療下における血漿中のウイルス RNA 量時系列データを数理モデルを用いて解析することで，ウイルスの産生率と除去率を定量化することが可能になった．*Ho DD. et al.* による論文 [85] と *Wei X. et al.* による論文 [215] は，このような単剤治療を受けた慢性感染期の HIV-1 感染

[1] 慢性感染期で定常状態になったウイルス量をウイルス学的セットポイントといい，この値が患者の予後に重要な関係があり，セットポイント時のウイルス量が多いほどエイズを発症しやすいことが明らかにされている [138].

者における臨床データよりHIV-1の生体内感染ダイナミクスを定量化した世界で初めての報告である[2)]．彼らの数理モデルを用いた解析により，HIV-1感染者におけるウイルス感染が極めて動的なものであり，感染慢性期のウイルスRNA量は日々変化する破壊と再生のダイナミズムのもとで維持されていることが明らかになった．以下では，論文[85, 215]で報告されている単剤治療下における臨床データより定量化された生体内のHIV-1感染ダイナミクスを概説していく．

慢性感染期のHIV-1感染者に対するプロテアーゼ阻害薬による治験(I)

プロテアーゼは，ウイルス粒子の成熟，すなわちHIV-1タンパク質であるGag-Polを切断する役割を果たしている[110]．また，プロテアーゼ阻害薬は，このプロテアーゼに結合することでタンパク質Gag-Polの切断を阻害し，HIVが成熟して感染性をもつことを防ぐ抗ウイルス薬である．*Ho DD. et al.* による論文[85]では，20人のHIV-1感染者にプロテアーゼ阻害薬を経口で投与している．治療前の血漿中のウイルスRNA量と末梢血中の$CD4^+$T細胞数は，それぞれ，3.00×10^4から1.11×10^6（RNA copies/ml）と36から490（cells/μl）であった．また，*Wei X. et al.* による論文[215]でも，治療前のウイルスRNA量と$CD4^+$T細胞数が，それぞれ，3.98×10^5から1.58×10^7（RNA copies/ml）と18から251（cells/μl）である22人のHIV-1感染者にプロテアーゼ阻害薬の経口投与を行っている．各治験では，数日おきに血漿中のウイルスRNA量を測定し，単剤治療下におけるウイルスRNA量の時系列データを収集した．全ての患者において，プロテアーゼ阻害薬投与後約2週間以内に，血漿中のウイルスRNA量の著しい減少が観察されている．また，複数の患者では，$CD4^+$T細胞数の回復も確認された[85, 215]．このように，プロテアーゼ阻害薬は，非常に強力な抗HIV-1作用及び免疫能回復効果があることが分かる．表3.1は，*Ho DD. et al.* による論文[85]で報告されている，単剤治療下における患者303，403，409の血漿1 ml中のHIV-1 RNAコピー数である[3)]．図3.1の3本

---

2) これら2つの論文[85, 215]は，1995年の *Nature* 誌の同巻の連続ページに掲載されている．数理モデルを用いた解析がウイルス学の世界で広く認知される端緒となったエポックメイキングな研究である．

3) 表3.1における数値は，論文[85]の図1から筆者らが抽出・改変した値である．従って，論文[85]で用いられている実際の数値とは少し異なることに注意したい．

表 3.1 3名の慢性感染期のHIV-1感染者におけるプロテアーゼ阻害薬の治験データ：表中のデータは，血漿1 ml中のHIV-1 RNAコピー数で与えられている（すなわち，RNA copies/mlが単位である）．データは，*Ho DD. et al.* による論文[85]の図1から筆者らが抽出・改変した値である．

患者	治療経過時刻（日）：ウイルス量								
	−8	−5	0	3	7	10	14	21	28
303	8.50×10^4	8.26×10^4	7.80×10^4	5.21×10^4	1.78×10^4	9.60×10^3	5.17×10^3	3.63×10^3	2.69×10^3
403	1.44×10^5	3.79×10^5	2.40×10^5	1.56×10^5	2.14×10^4	1.25×10^4	8.60×10^3	4.64×10^3	3.46×10^3
409	4.10×10^5	5.51×10^5	5.51×10^5	1.10×10^5	1.29×10^4	5.45×10^3	8.38×10^3	2.13×10^3	1.91×10^3
平均	2.13×10^5	3.37×10^5	2.90×10^5	1.06×10^5	1.74×10^4	9.19×10^3	7.38×10^3	3.47×10^3	2.69×10^3

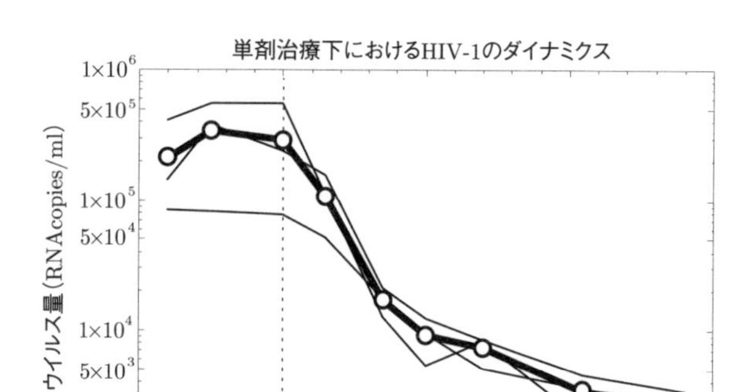

図 3.1　単剤治療下における血漿中の HIV-1 RNA 量の時系列ダイナミクス (I)：患者 303，403，409 は，20 人の HIV-1 感染者に対して行われたプロテアーゼ阻害薬を用いた治験における典型的な例である．3 本の細線は各患者のウイルス RNA 量のダイナミクスを，縦破線はプロテアーゼ阻害薬の投与開始時刻を表している．また，白丸と太線は各測定時におけるウイルス RNA 量の平均値である．データは，*Ho DD. et al.* による論文 [85] の図 1 から筆者らが抽出・改変した値である．

の細線は，プロテアーゼ阻害薬投与開始約 1 週間前から約 4 週間後において測定した，各患者の血漿 1 ml 中のウイルス RNA 量の時系列データである．図中の縦破線は，プロテアーゼ阻害薬の投与開始時刻を表している．また，白丸と太線は各測定時におけるウイルス RNA 量の平均値を表しており，今後は，これらの平均値を用いて解析していくことにする．

最も単純な数理モデルによる解析

現在まで，生体内の HIV-1 感染ダイナミクスを記述する非常に複雑な数理モデルが数多く開発されている．しかしながら，本治験から得られた，抗ウイルス薬投与後数週間の間に血漿中のウイルス RNA 量が指数的な減少をするという臨床データは，複雑な数理モデルを用いた解析を必要としていないことが分かる．ここでは，ウイルスの複製プロセスを記述する最も単純な数理モデルを用いて臨床データを解析し，感染者生体内における HIV-1 の感染ダイナミクスを定量化していく．

単位時間当たりに産生される総ウイルス量を K（RNA copies/ml）と仮定す

れば，基本的な数理モデル (2.1) は以下のようになる：

$$\frac{dV(t)}{dt} = K - cV(t). \tag{3.1}$$

ここで，$V(t)$ は，血漿 1 ml 中の HIV-1 の RNA コピー数を表している．抗ウイルス薬がウイルス複製を完全に阻害できる（すなわち，$K=0$）と考えれば，単剤治療下における HIV-1 の感染ダイナミクスは，式 (3.1) より以下の解析解で記述できる：

$$V(t) = V(0)\exp(-ct). \tag{3.2}$$

時刻 $t=0$ はプロテアーゼ阻害薬の投与開始時刻を，$V(0)$ はプロテアーゼ阻害薬の投与前の HIV-1 RNA 量を表している．図 3.2 の黒線は，解析解 (3.2) による治療開始後 10 日間のウイルス感染ダイナミクスを表しており，その傾きは c に対応している．また，$V(0)$ は，治療開始前 1 週間のウイルス量の平均値を用いた．

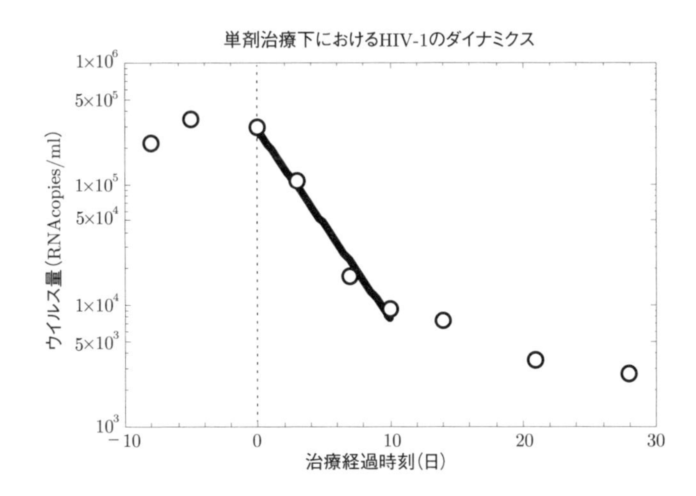

図 3.2 単剤治療下における血漿中の HIV-1 RNA 量の解析 (I)：図中の黒線はプロテアーゼ阻害薬投与開始後 10 日間の HIV-1 感染ダイナミクスを，その傾きはウイルスの除去率 (c) を表している．ここで，線形回帰により $c = 0.358$ (day^{-1}) と推定されている．また，治療開始前 1 週間のウイルス量の平均値は，$V(0) = 2.80 \times 10^5$（RNA copies/ml）である．

慢性感染期における HIV-1 のターンオーバー

ウイルス粒子の除去率が $c = 0.358$ (day^{-1}) であることより，慢性感染期における HIV-1 粒子の半減期は 1.94 日であると推定できる．すなわち，治療開始後 10 日間で，約 97.2% のウイルスが患者の血漿中から除去されたことを意味している．また，ここで推定された HIV-1 粒子の半減期は，「治療開始直後にウイルス複製が完全に阻害される（すなわち，$K = 0$)」と仮定していることより，本来の値と比べて長く見積もられていることに注意したい．これは，解析解 (3.2) では，治療開始時すでに生体内に存在していた感染細胞が治療開始後もウイルス産生を行っていることを考慮していないからである．実際，治療開始後のウイルス RNA の指数的な減少は，血漿からのウイルス粒子の除去率それ自体と感染細胞の死亡率によって決まっている．つまり，本治験データの解析から推定された HIV-1 粒子の半減期は，ウイルス粒子の半減期と感染細胞の半減期を混合した値となっている[4)]（もちろん，どちらの半減期もここで推定されている混合値を上回ることはない）.

次に，定量化されたウイルス粒子の除去率 c を用いて，慢性感染期における生体内の総ウイルス産生量の最小値を計算していく．治療開始前の各患者におけるウイルス量 $V(0)$ がセットポイントに到達しているとすれば，ウイルス産生量とウイルス除去量が釣り合っている必要がある．すなわち，式 (3.1) における単位時間当たりのウイルス変化量は $dV(t)/dt = 0$ となり，$K = cV(0)$ の関係が成立している．従って，単位時間（1 日）当たり血漿 1 ml 中に産生される総ウイルス量は，$K = 1.00 \times 10^5$ RNA copies/ml である．生体内において 1 日当たりに産生される総ウイルス量を計算するためには，この値にウイルス粒子が含まれると考えられる全体液量をかければよい．通常 70 kg の男性の体液は，約 15 l であることより，生体内における 1 日当たりの総ウイルス産生量は，1.50×10^9 RNA copies と推定される．また，これらの値は，プロテアーゼ阻害薬による感染阻害率が 100% であるという仮定のもとで計算されていることや，全ての複製ウイルスが細胞外に放出されていないことを考慮すれば，

---

4) *Ho DD. et al.* による論文 [85] と *Wei X. et al.* による論文 [215] では，（数種類の）感染細胞を考慮した数理モデルによる解析も行われている．しかし，これらの数理モデルを用いて複数のパラメーターを推定するには，本治験から得られたデータは十分でない．より詳細なデータを用いて HIV-1 感染細胞の半減期等を定量化した研究 [169] については，次節を参照.

本来の値の最小値となっている．しかしながら，全てのウイルス粒子に必ずRNA が 2 コピーずつ含まれていると考えれば，HIV-1 慢性感染期では，日々少なくとも約 1 億個ものウイルス粒子が産生され除去されていることになり，HIV-1 感染者におけるウイルス感染が極めて動的なものであることがわかる．

まとめ

ここでは，*Ho DD. et al.* による論文 [85] で得られている，慢性感染期の HIV-1 感染者に対するプロテアーゼ阻害薬を用いた治験データから，単剤治療下における HIV-1 の感染ダイナミクスを定量化してきた．推定された HIV-1 粒子の半減期は最大 1.94 日であり，1 日当たりの総ウイルス産生量は最低 1.50×10^9 RNA copies であった．これらの値は，*Wei X. et al.* による論文 [215] で推定された値と同等の値となっている．このように，数理モデルを用いた解析は，経験的に考えられていた "HIV-1 の複製プロセスが極めて遅いターンオーバーをもっている" という予測が間違いであることを示し，"HIV-1 の複製プロセスが極めて速いターンオーバーをもっている" という事実を明らかにしたのである[5)]．さらに，これらの非常に高いウイルス産生量は，HIV-1 が容易に抗ウイルス薬に対する耐性能を獲得できることを意味している [25, 171, 172, 179]（次節を参照）．*Ho DD. et al.* による論文 [85] と *Wei X. et al.* による論文 [215] では，プロテアーゼ阻害薬による治療開始後 2 週間以内に全ての患者において血漿中のウイルス量は治療前の約 1% の値まで減少したが，その後，ほとんど全ての患者において薬剤耐性ウイルスが出現し，ウイルス量が再び治療前の値に戻ったことが報告されている．すなわち，薬剤耐性ウイルスの出現を阻止し，長期間血漿中のウイルス量を低く維持するためには，プロテアーゼ阻害薬による単剤治療に代わる新規の抗ウイルス薬及び薬剤治療

5) *Ho DD. et al.* による論文 [85] と *Wei X. et al.* による論文 [215] では，抗ウイルス治療に伴う $CD4^+$T 細胞数の増加より，1 日当たり生体内の $CD4^+$T 細胞のターンオーバーがそれぞれ，2.6×10^9 個及び 2.0×10^9 個と推定している．また，彼らは，これらの $CD4^+$T 細胞数の回復が「胸腺における新たな $CD4^+$T 細胞の産生」と「末梢血中の $CD4^+$T 細胞の増殖」によるものであると考察している．しかし，特に，これらの考察が物議を醸し，論文 [85, 215] に対して多くの研究者から寄せられた意見と著者たちによる返答が，数か月後の *Nature* 誌に "HIV results in the frame" というタイトルで掲載されている [5, 16, 17, 50, 55, 119, 142, 148, 160, 173, 202, 214].

戦略の必要性が示唆されたのである．以上のように，数理モデルを用いたHIV-1感染ダイナミクスの定量化研究がきっかけとなり，ウイルスの巧みな進化戦略に対抗するための治療戦略（HAART治療）が提案され，普及していくことに繋がった．

コラム　ヒト免疫不全ウイルス1型感染症

京都大学ウイルス研究所　小柳義夫

成人の重症免疫不全症の死亡症例が1981年に米国で続々と報告された[19]．これが，AIDSという全く新しい病気の出現であった．この疾患では，図3.3のように感染成立後，数年から十数年の経過ののちに$CD4^{+}$T細胞数の著減による細胞性免疫不全が見られる．加えて，HIV-1と命名された新規のウイルスが$CD4^{+}$T細胞より分離されること，さらに，このHIV-1がヒトからヒトへ感染伝播すると全く同じ病気が数年後に起きることより，HIV-1がAIDSの原因ウイルスであると証明された[204]．RNAをゲノムとするレトロウイルスであるHIVは，細胞内に侵入した後，逆転写反応によりDNAになり，細胞染色体に組み込まれる．そして，細胞遺伝子の発現系であるmRNA発現増幅とタンパク質変換系を利用して，1個のウイルスから数千個にも及ぶ大量のウイルス粒子を単位サイクルで産生する[116]．ウイルスタンパク質とRNAから構成されるウイルス粒子は細胞外に遊離し，血液中では血漿に存在することより，そのRNAを測定することにより血中ウイルス量を知ることができる．最初のAIDS患者が報告されてから30年以上が経過した現在でも，地球上には年間200万人以上のHIV感染者がAIDSで死亡しており，AIDSは世界の死因の6位である．1997年頃よりHIVがコードする逆転写酵素ならびにプロテアーゼ酵素に対する阻害剤を使った抗HIV薬併用療法が開発・導入されたことにより，HIV-1感染症の治療成績は格段に改善された．さらに，ウイルスDNAの組み込み酵素（インテグラーゼ）やウイルス共受容体（CCR5）などの競合阻害剤の開発が精力的に進められている．それらの服用により，生体内におけるHIV-1の複製は強力に抑制され，その結果，AIDSの発症そしてウイルスの新たな個体への伝播も抑えることが可能となった

[27]．このように，AIDS の制御は抗 HIV 薬により可能となっている．

一方，生体にはウイルスという外来病原体を認識し，排除するシステムが具備されている．その代表的なシステムとして防御免疫系があり，特に，ウイルス感染細胞を認識し，破壊する細胞傷害性 T 細胞（CTL）が重要である．しかし，HIV-1 のようなレトロウイルスは遺伝子変異率が極めて高いため，CTL から逃避するウイルスが頻出する．同様の原理で，抗 HIV 薬に対する耐性ウイルスの出現も頻発する．さらに，HIV-1 の場合，$CD4^{+}$T 細胞に組み込まれたウイルス DNA は，その細胞が生存する限り残存する．中には少なくとも数年以上は生存すると考えられている HIV-1 の潜伏感染細胞が確認されている．従って，現存の抗 HIV 薬は上述の通り非常に強力かつ効果的ではあるが，ウイルスを生体内から完全に排除するには至らないのである．

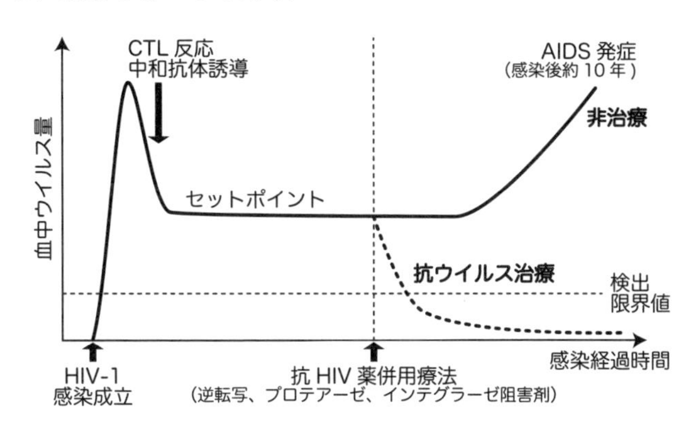

図 3.3 HIV-1 感染症の経過：HIV-1 感染成立の 2〜3 週間後にウイルス量は急速にピークに達する．感染後の免疫応答（CTL 誘導や抗体産生）により，ピークに達していたウイルス量は 6〜8 か月後にある一定のレベルまで減少し，定常状態（セットポイント）へと移行する．感染後抗 HIV 療法が行われないと HIV 感染がさらに進行し，CD4 陽性 T 細胞は急激に減少し，ウイルス量が爆発的に増加する．

これまでの知見から，数年〜十数年という長い経過をたどる HIV-1 感染症の大きな特徴，すなわち，HIV-1 に対する CTL ならびに抗 HIV 薬による抑制反応との間に成立する動的平衡状態や，その平衡状態の破綻による血中ウイルス量の爆発的増加や$CD4^+T$細胞の枯渇に伴う臨床症状の出現は，ウイルスの持続的複製によるウイルスの量的変動，病原性強毒株や耐性ウイルス出現などのウイルスの質的変動に大きく関連することが分かってきた．疾患という極めて現実的な事象の理解が，臨床および感染実験データを定量的に解析できる応用数学によりはじめて可能となる．

3.2　単剤治療下におけるHIV-1の感染ダイナミクス(II)

Ho DD. et al. による論文[85]と *Wei X. et al.* による論文[215]で行われたプロテアーゼ阻害薬を用いた治験データの解析から，治療後，血漿中のウイルスRNA量が半減期約2日で指数的に減少することが明らかになった．さらに，*Nowak MA. et al.* による論文[160]では，逆転写酵素阻害薬（AZT）を用いた単剤治療下における血漿中のHIV-1 RNA量時系列データを，数理モデルを用いて解析している．逆転写酵素とは，感染細胞の中でHIV-1のウイルスRNAを鋳型にウイルスDNAを合成させる役割を果たす酵素であり，逆転写酵素阻害薬は，この反応を阻害し，細胞のゲノムに組み込まれるウイルスDNAの合成をできなくさせる抗ウイルス薬である[127]．プロテアーゼ阻害薬と同様，逆転写酵素阻害薬投与後，血漿中のウイルスRNA量は著しく減少した．彼らの解析から推定された血漿中のウイルスRNA量の半減期は，1.9日であり，論文[85, 215]で推定された値と同様の値となっている．このように，プロテアーゼ阻害薬，もしくは，逆転写酵素阻害薬を用いた単剤治療下における血漿中のHIV-1 RNA量の解析から得られた生体内のHIV-1の感染ダイナミクスは，本質的に同じであることが分かる．しかし，一般的に単剤治療後のウイルス量の減少は，血漿からのウイルス粒子の除去それ自体と感染細胞の死亡が混在していることより，推定されたHIV-1の半減期は，ウイルス粒子の半減期と感染細胞の半減期が混合した値となっていた．以下では，ウイルス粒子と感染細胞のダイナミクスを個々に理解するために論文[169]で行われた，慢性感染期のHIV-1感染者に対するプロテアーゼ阻害薬を用いたより詳細な臨床実験とそれらの解析から新たに定量化された生体内のHIV-1感染ダイナミクスを概説していく．

慢性感染期のHIV-1感染者に対するプロテアーゼ阻害薬による治験(II)

Perelson AS. et al. による論文[169]では，5人のHIV-1感染者にプロテアーゼ阻害薬を経口で投与した．治療前の血漿中のウイルスRNA量と末梢血中のCD4$^+$T細胞数は，それぞれ，2.40×10^4 から 1.283×10^7（RNA copies/ml）と2から412（cells/μl）であった．本治験では，プロテアーゼ阻害薬投与後，最初の6時間目までは2時間間隔，2日目までは6時間間隔，1週間目までは1日間隔という非常に高頻度に血漿中のウイルスRNA量を測定し，単剤治療下におけるウイルスRNA量の時系列データを収集することができている．*Ho DD. et al.* による論文[85]と *Wei X. et al.* による論文[215]と同様に，全ての患者において，プロテアーゼ阻害薬投与後，血漿中のウイルスRNA量の指数的減少が観察されている．表3.2は，*Perelson AS. et al.* による論文[169]で報告されている，単剤治療下における5人の患者の血漿1ml中のHIV-1 RNAコピー数である．図3.4の5本の細線は，プロテアーゼ阻害薬投与中の約1週間にわたる各患者の血漿1ml中のウイルスRNA量の時系列データである．図中

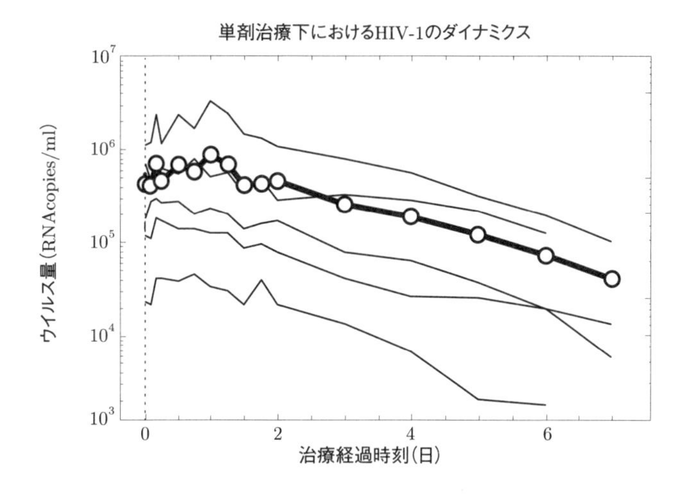

図3.4 単剤治療下における血漿中のHIV-1 RNA量の時系列ダイナミクス(II)：5本の細線は各患者のウイルスRNA量のダイナミクスを，縦破線はプロテアーゼ阻害薬の投与開始時刻を表している．また，白丸と太線は各測定時におけるウイルスRNA量の平均値である．データは，*Rong L. et al.* による論文[183]に掲載されている値を用いた．これらの値は，*Perelson AS. et al.* による論文[169]で解析された臨床データである．

表 3.2 5名の慢性感染期のHIV-1感染者におけるプロテアーゼ阻害薬の治験データ：表中のデータは，血漿1 ml中のHIV-1 RNAコピー数で与えられている（すなわち，RNA copies/mlが単位である）．データは，*Rong L. et al.* による論文[183]に掲載されている値を用いた．これらの値は，*Perelson AS. et al.* による論文[169]で解析された臨床データである．

患者	治療経過時刻（日）：ウイルス量							
	0	0.083	0.166	0.25	0.5	0.75	1	1.25
102	6.10×10^5	4.10×10^5	4.60×10^5	5.60×10^5	4.80×10^5	7.20×10^5	4.60×10^5	5.10×10^5
103	1.90×10^4	1.80×10^4	3.40×10^4	3.40×10^4	3.20×10^4	3.80×10^4	2.80×10^4	2.50×10^4
104	1.00×10^5	9.50×10^4	1.60×10^5	1.50×10^5	1.20×10^5	1.20×10^5	1.10×10^5	1.10×10^5
105	1.02×10^6	1.08×10^6	2.15×10^6	1.04×10^6	2.17×10^6	1.54×10^6	3.10×10^6	2.26×10^6
107	1.60×10^5	2.40×10^5	2.60×10^5	2.30×10^5	2.40×10^5	1.80×10^5	2.00×10^5	1.80×10^5
平均	3.82×10^5	3.68×10^5	6.12×10^5	4.03×10^5	6.08×10^5	5.19×10^5	7.79×10^5	6.17×10^5

患者	治療経過時刻（日）：ウイルス量							
	1.5	1.75	2	3	4	5	6	7
102	3.00×10^5	4.20×10^5	2.50×10^5	2.90×10^5	2.50×10^5	1.90×10^5	1.10×10^5	-
103	1.80×10^4	3.30×10^4	1.80×10^4	1.10×10^4	5.40×10^3	1.60×10^3	1.40×10^3	-
104	7.30×10^4	8.20×10^4	6.60×10^4	3.50×10^4	2.20×10^4	2.10×10^4	1.60×10^4	4.80×10^3
105	1.32×10^6	1.20×10^6	9.80×10^5	7.10×10^5	5.00×10^5	2.80×10^5	1.70×10^5	8.90×10^4
107	1.20×10^5	1.40×10^5	1.50×10^5	6.70×10^4	5.40×10^4	3.10×10^4	1.60×10^4	1.10×10^4
平均	3.65×10^5	3.75×10^5	4.12×10^5	2.23×10^5	1.66×10^5	1.05×10^5	6.27×10^4	3.49×10^4

の縦破線は，プロテアーゼ阻害薬の投与開始時刻を表している．また，白丸と太線は各測定時におけるウイルス RNA 量の平均値を表しており，今後は，これらの平均値を用いて解析していくことにする．

プロテアーゼ阻害薬治療における治験データの数理モデルによる解析

プロテアーゼ阻害薬の投与後，図 3.4 から分かるように，血漿中のウイルス量が減少し始めるまでに，約 1.25 日の遅れが生じている．この遅れは，生体内において，薬剤が吸収・拡散・浸透するために必要な時間を考えただけでは，説明することができない．プロテアーゼ阻害薬の効果の遅れは，血漿中のウイルス感染力価（$\mathrm{TCID}_{50}/\mathrm{ml}$）が減少し始めるまでの時間から，約 3.6 時間程度と見積もられているからである．実際，これらの余分な遅れは，プロテアーゼ阻害薬の作用機序を考えることで説明できる．つまり，プロテアーゼ阻害薬には，新規に産生されたウイルス粒子を未成熟ウイルス粒子（非感染性ウイルス粒子）に変える作用があるだけで，薬剤投与時にすでに存在していた感染細胞のウイルス産生やウイルス粒子の新規感染を阻害する作用はないのである．*Ho DD. et al.* による論文 [85] と *Wei X. et al.* による論文 [215] で行われた治験では，約 3 日間隔という低い頻度で血漿中のウイルス量を測定していたことより，本治験で観測された約 1.25 日というウイルス量減少までの遅れを見つけることができなかった．従って，単純な指数関数を用いた線形回帰により，単剤治療下における血漿中の HIV-1 RNA 量の時系列データを解析する程度に留まっていた．しかし，ここでは，最初の 7 日間で 15 点ものデータを測定することができているので，プロテアーゼ阻害薬の効果を考慮した数理モデルを用いて，さらに詳細な HIV-1 感染ダイナミクスを解析することが可能になった．以下，*Perelson AS. et al.* による論文 [169] で開発された数理モデルによる臨床データの解析を紹介していく．

プロテアーゼ阻害薬投与前，生体内における HIV-1 感染ダイナミクスは，基本的な数理モデル (2.1) を用いて記述できる．ここで，$T(t)$ と $I(t)$ は，それぞれ，非感染 $\mathrm{CD4^{+}T}$ 細胞数とウイルス産生を行っている感染 $\mathrm{CD4^{+}T}$ 細胞数，$V(t)$ は，血漿 1 ml 中の HIV-1 RNA コピー数を表している．また，プロテアーゼ阻害薬投与中は，産生された全てのウイルス粒子が未成熟ウイルス粒子になると仮定できる．一方，投与開始時，すでに産生されていたウイルス粒子は，血漿中から除去されるまで新規に標的細胞に感染できることより，プロテアーゼ阻害薬治療下における数理モデルは以下のようになる[6)]：

$$
\begin{aligned}
\frac{dT(t)}{dt} &= \lambda - dT(t) - \beta T(t)V_W(t), \\
\frac{dI(t)}{dt} &= \beta T(t)V_W(t) - \delta I(t), \\
\frac{dV_W(t)}{dt} &= -cV_W(t), \\
\frac{dV_{PI}(t)}{dt} &= pI(t) - cV_{PI}(t).
\end{aligned}
\tag{3.3}
$$

ここで，$V_W(t)$ と $V_{PI}(t)$ は，それぞれ，プロテアーゼ阻害薬投与開始時すでに複製されていたウイルス粒子の RNA 量と投与開始後に複製された未成熟ウイルス粒子の RNA 量を表している．従って，総ウイルス粒子の RNA 量を $V(t) = V_W(t) + V_{PI}(t)$，プロテアーゼ阻害薬が作用し始めた時刻を $t = 0$ と仮定すれば，$V_W(0) = V(0)$ と $V_{PI}(0) = 0$ が成り立つ．また，数理モデル (3.3) では，プロテアーゼ阻害薬による阻害率が 100% であると考えているが，全ての薬剤が完全に作用することはない．不完全な阻害率を考慮した数理モデルの解析は，*Perelson AS. et al.* による論文 [171] に詳しくまとめられている．

プロテアーゼ阻害薬投与開始前，生体内における HIV-1 感染ダイナミクスは定常状態に達しており（$dT(t)/dt = 0$，$dI(t)/dt = 0$，$dV(t)/dt = 0$），プロテアーゼ阻害薬投与開始後，少なくとも 1 週間は，標的細胞数が近似的に定常状態のままである（$T(t) = T(0)$）と仮定する．このとき，数理モデル (3.3) は，以下のような線形微分方程式で表される：

$$
\begin{aligned}
\frac{dI(t)}{dt} &= \beta T(0)V_W(t) - \delta I(t), \\
\frac{dV_W(t)}{dt} &= -cV_W(t), \\
\frac{dV_{PI}(t)}{dt} &= pI(t) - cV_{PI}(t).
\end{aligned}
\tag{3.4}
$$

6) 数理モデル (3.3) における，未成熟ウイルス粒子は，プロテアーゼ阻害薬の影響を受けた未成熟 HIV-1 粒子を意味している．つまり，数理モデル (2.38) における，非感染性ウイルス粒子とは異なるウイルス集団を指していることに注意する．

投与前の定常状態（$\beta T(0)V(0) = \delta I(0)$ と $pI(0) = cV(0)$）の関係に注意しながら解けば，プロテアーゼ阻害薬治療下における血漿中のウイルス感染ダイナミクスは，

$$V(t) = V(0)e^{-ct} + \frac{cV(0)}{c-\delta}\left\{\frac{c}{c-\delta}(e^{-\delta t} - e^{-ct}) - \delta t e^{-ct}\right\} \tag{3.5}$$

という近似式で記述することができる[7)].

感染者生体内における HIV-1 の感染ダイナミクスを定量化するために，プロテアーゼ阻害薬治療下におけるウイルス RNA 量の時系列データから，近似式 (3.5) のパラメーター δ と c，初期値 $V(0)$ を推定する．図 3.5 は，最適なパラメーターを用いて計算した近似式 (3.5) によるプロテアーゼ阻害薬治療下における血漿中の HIV-1 感染ダイナミクスである．太線は総ウイルス粒子数 $V(t)$ のダイナミクス，点破線は投与開始時すでに複製されていたウイルス粒子数 $V_W(t)$ のダイナミクス，点線は投与開始後に複製された未成熟ウイルス粒子数 $V_{PI}(t)$ のダイナミクスを表している．

慢性感染期における HIV-1 粒子・ウイルス産生細胞の感染ダイナミクス

推定されたウイルス粒子の除去率 $c = 1.35$ (day^{-1}) は，慢性感染期におけるウイルス粒子の半減期が 12.3 時間であることを意味している[8)]．つまり，慢性感染期における HIV-1 粒子は，*Ho DD. et al.* による論文 [85] と *Wei X. et al.* による論文 [215] で考察されていた，“日 (day)” のタイムスケールよりもはるかに速い “時間 (hour)” のタイムスケールで生体内から除去されていたことが明らかになった．また，治療開始前の各患者におけるウイルス量 $V(0)$ がセッ

7) *Wei X. et al.* による論文 [215] では，薬剤投与後，基本モデル (2.1) における新規感染は完全に阻害される（すなわち，$\beta = 0$）として，$dI(t)/dt = -\delta I(t)$ と $dV(t)/dt = pI(t) - cV(t)$ から，プロテアーゼ阻害薬治療下におけるウイルス感染ダイナミクスの近似式 $V(t) = V(0)(ce^{-\delta t} - \delta e^{-ct})/(c-\delta)$ を導出した．また，この式は，*Nowak MA. et al.* による論文 [160] においても，逆転写酵素阻害薬治療下におけるウイルス感染ダイナミクスを表す近似式として用いられている．しかし，この近似式におけるパラメーター δ と c は，対称的な関係になっていることに注意したい．ウイルス RNA 量の時系列データを用いた解析からは，これら 2 つのパラメーターを区別して推定することができないことを示している．一方，上記のように近似式 (3.5) は，論文 [215] で用いられた式とは異なり，パラメーター δ と c に対して非対称になっている．

8) この値は，*Perelson AS. et al.* による論文 [169] で推定されている除去率の平均値 $c = 3.07$ (day^{-1}) よりも小さくなっている．これは，5 名の患者のウイルス RNA 量の平均値を用いて，パラメーターを推定した影響だと考えられる．

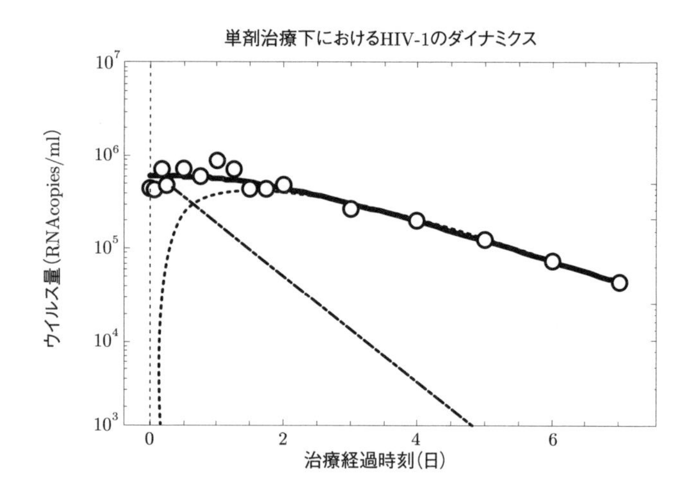

図 3.5　単剤治療下における血漿中の HIV-1 RNA 量の解析 (II)：図中の太線は，プロテアーゼ阻害薬投与開始後 7 日間の総ウイルス粒子のダイナミクスを表している．また，点破線は投与開始時すでに複製されていたウイルス粒子のダイナミクス，点線は投与開始後に複製された未成熟ウイルス粒子のダイナミクスである．非線形最小二乗法により推定した最適なパラメーターは，$c = 1.35$ (day^{-1})，$\delta = 0.53$ (day^{-1})，$V(0) = 5.12 \times 10^5$ (RNA copies/ml) である．

トポイントに到達していると仮定することで，慢性感染期における生体内の総ウイルス産生量 $cV(0)$ を計算することができる．ここでは，単位時間（1 日）当たり血漿 1 ml 中に産生される総ウイルス量が 6.88×10^5 RNA copies/ml であることより，70 kg の男性では，生体内における 1 日当たりの総ウイルス産生量が 1.03×10^{10} RNA copies と推定される（薬剤阻害率が 100% である等の仮定の下で推定していることを考慮すれば，やはり本来の値の最小値となっている）．

一方，ウイルス産生細胞の死亡率が $\delta = 0.53$（day^{-1}）であることより，これらの細胞の半減期は，約 1.30 日であると推定できる．つまり，論文 [85] と論文 [215] で推定されていた HIV-1 の半減期は，主にウイルス産生細胞の半減期を反映した値であったことが分かる．これは，ウイルス粒子の除去が“時間 (hour)”のタイムスケールであり，ウイルス産生細胞の死亡が“日 (day)”のタイムスケールであることによる．例えば，近似式 (3.5) において，ウイルス粒子の除去率がウイルス産生細胞の死亡率に比べて大きくなっていれば（$\delta < c$），パラメーター c に関する指数関数が（“時間（hour）”のタイムスケールで）すぐに 0 に収束し，パラメーター δ に関する指数関数が（“日（day）”のタイムスケールで）支配的になる（*Wei X. et al.* による論文 [215] 及び *Nowak MA. et al.* による論文 [160] で用いられている数理モデルにおいても同様の議論が成り立つ）．すなわち，“日”のタイムスケールで測定したウイルス RNA 量の時系列データからは，“時間”のタイムスケールのウイルス粒子の除去率を推定できないことを示している．また，興味深いことに，*Perelson AS. et al.* による論文 [169] では，$CD4^{+}T$ 細胞数によらずウイルス産生細胞の死亡率が患者間で大差ないことにも触れている．このように，非常に高頻度に測定した，単剤治療下におけるウイルス RNA 量の時系列データより，慢性感染期における HIV-1 粒子とウイルス産生細胞の感染ダイナミクスを区別して定量化することが可能になった．

慢性感染期における HIV-1 の世代時間

ウイルス粒子がウイルス産生細胞から放出された後，新たな標的細胞に感染し，子孫ウイルス粒子を放出するまでの平均時間を考える．しかし，単位ウイルス粒子について考えた場合，それらが標的細胞に感染する前に除去される可能性があることより，単純に個々のウイルス粒子が子孫ウイルス粒子を放出するまでの時間を平均することは困難である．そこで，ウイルス産生量とウイルス除去量が釣り合っている慢性感染期において，ウイルス粒子 $V(0)$（RNA copies/ml）が新規の子孫ウイルス粒子 $V(0)$（RNA copies/ml）に置き換わるまでに必要な平均時間を「ウイルスの世代時間」（すなわち世代交代までの平均待ち時間）と定義する．この世代時間を推定することができれば，どの程度の速度でウイルスが複製されているかを理解するための 1 つの指標になる．実際，慢性感染期において，ウイルスの世代時間は，ウイルス産生細胞の平均寿命 $1/\delta$ とウイルス粒子が除去されるまでの平均時間 $1/c$ の和として計算できる[9]．本治験データの解析からは，ウイルスの世代時間が $1/\delta + 1/c = 2.63$ 日となることより，HIV-1 は，慢性感染期において 1 年間で実に約 140 回もの世

[9] *Perelson AS. et al.* による論文 [169, 171] では，この世代時間の理論的導出方法及び異なる解釈が詳しく説明されている．

代交代を経ていることが分かる．

慢性感染期における薬剤耐性HIV-1の出現

HIV-1感染慢性期において，1日に少なくとも約 1.0×10^{10} RNA copiesのウイルス粒子が産生され，1年間で少なくとも約140回という多くの世代交代が行われている．これらの事実から，薬剤耐性ウイルスの出現が強く示唆される．HIV-1は，複製されるとき，ウイルスゲノムRNAがウイルスDNAに逆転写される（図2.1参照）．この逆転写過程は，非常に誤りがちであり（ウイルス学用語で“error-prone”と呼ぶ），生体内における変異率は，単位塩基当たり・単位ウイルス複製サイクル当たり約 3.4×10^{-5} と見積もられている[133]．従って，HIV-1ゲノムが約10000塩基であることより，単位ウイルス複製サイクル当たり平均0.34個の変異がウイルスゲノムに蓄積される計算になる．ここで，ウイルスゲノム中の変異数が二項分布に従うと仮定すれば，1回のウイルス複製サイクルを経た後，各々のウイルス産生細胞が変異を獲得したプロウイルス[10)]を含む確率を以下のように議論することができる．

例えば，変異率を u，ゲノムサイズを n とすれば，各塩基が変異することで，このウイルスゲノムは独立して n 回の変異を獲得する機会がある．つまり，合計 m 個の塩基に変異が起こっている確率は，

$$\binom{n}{m} u^m (1-u)^{n-m} \tag{3.6}$$

で表される．また，$u << 1$ かつ $n >> 1$ が成立していることより，式(3.6)は，ポアソン分布で近似できる[107]．すなわち，ポアソンの極限定理より，

$$\lim_{n\to\infty} \binom{n}{m} u^m (1-u)^{n-m} = \frac{(nu)^m e^{-nu}}{m!} \tag{3.7}$$

を導くことができる．式(3.7)中の nu は，変異を獲得した塩基の平均数を表している．HIV-1では，$u = 3.4 \times 10^{-5}$ かつ $n = 1.0 \times 10^4$ であることより，式(3.7)から，1回のウイルス複製サイクルを経た後，74%のウイルス産生細胞は

10) 感染細胞のゲノムに組み込まれたウイルスDNAのこと．

変異をもたないウイルスゲノムを含む計算になる．また，22%，3.3%，0.33%のウイルス産生細胞が，それぞれ，変異を1つ，2つ，3つ獲得したウイルスゲノムを含むことが分かる．このように，ウイルス複製サイクルごとに，非常に高い確率で変異をもったHIV-1が出現することが見積もられる．

次に，1日当たりどの程度の頻度で変異ウイルスが出現するのかを考察していく．例えば，慢性感染期において，各ウイルス産生細胞は，平均寿命が2日あり，1日当たり5.0×10^3 RNA copiesのウイルス粒子を産生できると仮定する[11)]．このとき，生体内で1日当たり1.0×10^{10} RNA copiesのHIV-1粒子が産生されていることから，平均2.0×10^6個のウイルス産生細胞が存在することになる．つまり，定常状態では，平均1.0×10^6個もの感染性ウイルス粒子が日々産生され，同時に，同数のウイルス産生細胞を新たに生み出している計算になる（さもなくば，定常状態の均衡が崩れる）．さらに，これらのウイルス粒子のうち，1つの塩基が変異したゲノムをもつウイルスは，上記の議論より，2.2×10^5個あることが予測できる．ウイルスゲノムの各塩基は，アデニン（A），チミン（T），グアニン（G），シトシン（C）のうち別の3通りの塩基に置換できることより，一般的に，m個の塩基が変異していてゲノムサイズがnのウイルスは，合計$3^m\binom{n}{m}$種類存在する．すなわち，1つの塩基（$m=1$）のみが変異したHIV-1（$n = 1.0 \times 10^4$）は，高々合計3.0×10^4種類しか存在しないので，理論的には，これら全ての1塩基変異ウイルスが日々複製されていることになる（$2.2 \times 10^5 > 3.0 \times 10^4$）．実際，1塩基のみの変異で耐性を獲得できる抗ウイルス薬の治療では，容易に薬剤耐性HIV-1が出現することが報告されている[73, 85, 197, 215]．

また，2つの塩基（$m=2$）が変異したHIV-1は，合計4.5×10^8種類存在する計算になる．2つの塩基が変異したウイルスゲノムを含んでいるウイルス産生細胞は，毎日3.3×10^4個作られることより，1日当たりに7.4×10^{-5}の頻度でこれらの変異ウイルスが複製される．これは，2塩基の変異で耐性を獲得できる抗ウイルス薬を用いた治療を10万人規模で行った場合，すべての2塩基変異ウイルスが日々複製されていることから，多くの患者で容易に薬剤耐性ウイルスが確認されることを意味している．このように，1塩基もしくは2塩基

---

11) 生体内におけるウイルス産生率は，未だ正確に推定されていないが，生物学的に考えられる範囲内の値であれば，以下の議論の結論は変わらないことに注意する．

が変異した考えられる全てのウイルスが出現する（もしくは，すでに存在している）機会は十分にあり得るということが示された．しかし，合計 4.5×10^{12} 種類存在する3つの塩基（$m = 3$）が変異したウイルスの出現頻度を考えたとき，状況は異なっている．すなわち，3塩基変異ウイルスゲノムを含んでいるウイルス産生細胞は，毎日 3.3×10^{3} 個しか作られないため，1日当たりに 7.4×10^{-10} という低い頻度でのみ，これらの変異ウイルスが複製されるからである．つまり，ある特定の3塩基が置換されている変異ウイルスが自発的に出現する確率は極めて低くなっていることが分かる．もちろん，すでに1塩基もしくは2塩基の変異が蓄積されているウイルスが慢性感染期において選択されている場合は，上記の議論より，これら3塩基変異ウイルスも高頻度で出現する可能性があることに注意が必要である．

このように，1塩基もしくは2塩基の置換で耐性を獲得できる抗ウイルス薬を用いた単剤治療では，薬剤耐性HIV-1の出現は避けられないことが分かる．すなわち，効果的な抗ウイルス治療を確立するためには，作用機序の異なる複数の抗ウイルス薬を同時に服用することで，ウイルスゲノム中で多数の塩基を同時に置換しなければ耐性を獲得できないような多剤併用療法の必要性が支持されている（多剤併用療法に関する考察については，次節を参照）．また，著しい臨床成果を得るためには，感染後なるべく早い段階での強力な抗ウイルス治療が必要であることも示唆している．

まとめ

このように，*Perelson AS. et al.* による論文[169]では，慢性感染期のHIV-1感染者に対するプロテアーゼ阻害薬を用いた治験データから，ウイルス粒子とウイルス産生細胞の感染ダイナミクスを区別して定量化することが可能になった．本節では，論文[169]中の5名の患者のウイルスRNA量の平均値を用いて，HIV-1粒子の半減期が最大12.3時間，ウイルス産生細胞の半減期が最大1.30日であると推定できた．ここでは，抗ウイルス治療開始直後は，標的細胞数が一定であると仮定してHIV-1感染ダイナミクスを推定しているが，*Perelson AS. et al.* による論文[171]では，治療に伴う標的細胞数の増加（すなわち，$\mathrm{CD4}^{+}$T細胞数の回復）を考慮した解析も行われている．しかし，興味深いことに，標的細胞のダイナミクスは，本治験データを用いたパラメーター推定に対して，本質的な影響を及ぼさないことが報告されている．これは，ウイルス粒子の除去率が十分に大きく，かつ，薬剤阻害率がある程度高いことが原因であると予測できる．

さらに，本章で説明してきたように，定常状態におけるウイルス産生量とウイルス除去量の均衡を抗ウイルス薬により崩すことでウイルス除去率を推定する方法以外にも，近年，様々な方法でウイルス除去率が推定され始めている．例えば，*Igarashi T. et al.* による論文 [91] や *Zhang L. et al.* による論文 [226] では，霊長類の末梢血中に直接ウイルス粒子を注入し，血漿中のウイルス RNA 量を数分間隔という超高頻度に測定することで，生体内におけるウイルス粒子の除去率を推定している．また，*Ramratnam B. et al.* による論文 [178] では，血漿吸着法を用いて慢性感染期の HIV-1 感染者及び HCV 感染者のウイルス粒子の除去率が推定されている．このような新たな方法で推定されたウイルス粒子の半減期は，わずかに数分から数時間であり，従来の値と比べて 100 倍近くも異なっている．これは，抗ウイルス薬を用いた治験では，数時間間隔でしかウイルス RNA 量が測定できていないことに加え，データ解析において薬剤阻害率が 100% であると仮定していることが原因となり，実際のウイルス粒子の半減期よりも大きく見積もられているからである[12]．現在，ウイルス粒子の半減期は，数分から数時間のオーダーであると考えられている．従って，1 日当たりに産生されるウイルス粒子の産生量の推定値も 100 倍近く多くなり，薬剤耐性ウイルスの出現頻度も同様に高くなることが示唆される．

これらの HIV-1 感染ダイナミクスの解析を通して，ほとんど全て（$\geq$ 99%）の HIV-1 粒子は，ウイルス産生細胞から放出されたものであり，慢性感染期における高いウイルス量は，繰り返し起こっている HIV-1 粒子の $CD4^+$T 細胞への新規感染によって維持されていることが明らかになった．また，この極めて動的な HIV-1 複製サイクルは，効果的な抗ウイルス

[12] 例えば，*Markowitz M. et al.* による論文 [134] では，従来よりも効果の高い抗ウイルス治療から得られた臨床データを用いた方が，推定したウイルス産生細胞の半減期が短くなることを報告している．

治療によって阻害でき，数週間以内に血漿中からウイルス量の約99%以上を除去できることが分かった．しかしながら，生体内において，HIV-1はCD4$^+$T細胞以外に，マクロファージや樹状細胞など様々な免疫細胞に感染することが知られており，それらのウイルス産生細胞の感染ダイナミクスについては未だ不明な点が多い．実際，感染急性期及び慢性期において，その他のウイルス産生細胞が血漿中のウイルス量に貢献している割合は，ごくわずか（$\leq 1\%$）であると予想されるが，抗ウイルス治療を継続的に行った場合や治療の中断を余儀なくされた場合には，これらの細胞は主要なウイルス産生細胞となる．今後，特に，感染マクロファージの死亡率やプロウイルスDNAを含んだ潜伏感染細胞の活性化率を定量化することが重要になってくる．これらの情報により，HIV-1感染症の病態を深く理解することが可能になり，将来，ウイルス排除を実現するための抗ウイルス治療のデザインに繋がると考えられている．

3.3　多剤併用治療下におけるHIV-1の感染ダイナミクス

侵入阻害薬は，ウイルスが標的細胞へ吸着するのを阻害したり，ウイルスと細胞が融合することを阻害する[28]．また，逆転写酵素阻害薬は，感染細胞におけるHIV-1の逆転写反応を阻害する化合物であり[127]，インテグラーゼ阻害薬は，逆転写されたウイルスDNAを標的細胞のゲノムに組み込むことを防ぐ化合物である[24, 151]．さらに，プロテアーゼ阻害薬は，ウイルス複製サイクルの最終段階である，ウイルスタンパク質の開裂反応を阻害することで，子孫ウイルスを非感染性にする[110]．このように，現在，侵入阻害薬，逆転写酵素阻害薬，インテグラーゼ阻害薬，プロテアーゼ阻害薬など，作用機序の異なる様々な抗ウイルス薬が利用可能になっている[176, 182, 200]．しかし，臨床データを用いて定量化した生体内のHIV-1感染ダイナミクスをもとに，薬剤耐性ウイルスの出現頻度を計算した結果，抗ウイルス薬を単剤で用いた治療では耐性ウイルスが容易に出現し，最終的にこれらの治療は失敗することが明らかになった（前節参照）．すなわち，抗ウイルス治療効果を継続的に持続させるためには，多剤併用療法の必要性が予測されたのである．がんや肺結核の治療に応用されている戦略と同じように，異なる抗ウイルス薬を複数種類組み合わせることにより，それぞれの単剤治療の弱点は，相乗的に克服されるのである．

現在，HIV 感染症における HAART 治療では，2 つ，もしくは，それ以上の作用機序を有する抗ウイルス薬を同時に服用し，ウイルス複製サイクルを多段階的に阻害することで，長期にわたる強力な抗ウイルス効果を得ることが可能になった[13)]．1990 年代中頃から 2000 年代初期にかけて，この HAART 治療が欧米諸国を中心に広く普及したことで，AIDS による死亡率が顕著に低下し，患者の予後が著しく改善されたのである．しかし，ほとんど全ての HIV-1 感染者の血漿中のウイルス RNA 量を数か月以内に検出限界値（50 RNA copies/ml）以下にまで抑えることができる HAART 治療でさえ，未だ，感染者の生体内から HIV-1 を完全に除去することは実現されていない．例えば，HAART 治療により血漿中のウイルス量が 7 年間検出限界値以下である患者からも，超高感度な分析方法を用いれば，血漿中に含まれるごくわずかな HIV-1 RNA コピーが検出される [165]．また，HAART 治療を中断した患者では，直ちに血漿中のウイルス RNA 量が，治療前の値まで戻ることも知られている [86]．これらの事実は，HIV-1 感染者の生体内には，抗ウイルス薬が作用しない，もしくは，届かない組織や細胞，すなわち，HAART 治療下においても継続的にウイルス複製を行っている“ウイルスリザーバー（virus reservoir）”の存在を示唆している [12]．プロテアーゼ阻害薬を用いた治験データより，慢性感染期における血漿中のウイルス RNA 量の 99% 以上は，半減期が 1.30 日以内のウイルス産生細胞によるものであることが分かった．つまり，ウイルスリザーバーは，残り 1% 以下のウイルス産生を担っている感染細胞群の中に存在すると考えられる．以下では，*Horiike M. et al.* による論文 [89] で報告されているウイルスリザーバーを発見するために行われた SIVmac239 感染アカゲザルによる HAART 治療実験を紹介する．さらに，実験データを解析することで明らかになった半減期の長いウイルス産生細胞の感染ダイナミクスについて説明していく．

---

13) HAART 治療とは，抗ウイルス薬により新規ウイルス感染を阻害し，生体内から様々な感染細胞が駆逐される時を待つ治療法である．

慢性感染期のSIV感染アカゲザルに対するHAART治療実験

Horiike M. et al. による論文 [89] では，SIVmac239を6頭のアカゲザルに 2.0×10^3 TCID_{50} だけ静脈内接種し，合計数十か月にわたり血漿中のウイルスRNA量を測定している．通常，SIV感染アカゲザルにおける血漿中のウイルスRNA量は，感染後約1〜2週目でピークを迎え，5週目付近で定常状態（セットポイント）に到達する．なお，末梢血中の $\mathrm{CD4^+T}$ 細胞数は，感染直後に減少するものの，その後少し回復し，短期間のうちに枯渇することはなかった[14)]．さらに，これら6頭のアカゲザルには，感染後8週目から3種類の逆転写酵素阻害薬と2種類のプロテアーゼ阻害薬を含む計5種類の抗ウイルス薬を服用させた．従って，これらのHAART治療下では，新規のウイルス感染は阻害されていると考えることができる．

本HAART治療実験では，治療開始から10週目まで，約1週間間隔で血漿中のウイルスRNA量を測定している（表3.3）．このとき，全ての感染個体において，同様のウイルスRNA量の減衰パターンが確認された：すなわち，単剤治療時にも確認されている1週間の急激なウイルスRNA量の指数的減衰（第1相）と，その後の数週間から数か月間続くなだらかなウイルスRNAの指数的減衰（第2相）が観測されるのである．図3.6中の6本の細線は，HAART治療中の10週間にわたるアカゲザルそれぞれの血漿1 ml中のSIVmac239のRNA量の時系列データである．図中の縦破線はHAART治療開始時刻を，横破線はウイルスRNA量の検出限界値を表している．また，白丸と太線は各測定時におけるウイルスRNA量の平均値を表しており，今後はこれらの平均値を用いて解析していくことにする．

ここでは特にデータを示さないが，本実験におけるHAART治療はさらに数か月間継続しており，全ての感染アカゲザルの血漿中のウイルスRNA量は，治療開始後14週以内に検出限界値以下になった．また，その後，ウイルス量は数か月間にわたり検出限界値以下を維持していた．以上の結果は，HAART治療の効力だけではなく，この治療期間において薬剤耐性ウイルスが出現しな

---

14) SIVmac239は，共受容体であるCCR5を発現している $\mathrm{CD4^+T}$ 細胞に感染することが知られている [75, 136]．しかし，末梢血中の $\mathrm{CD4^+T}$ 細胞には，CCR5を発現しているメモリー $\mathrm{CD4^+T}$ 細胞がそれほど多くない．従って，今回のアカゲザルによるSIVmac239感染実験において，末梢血中の $\mathrm{CD4^+T}$ 細胞の急激な枯渇は観測されない．

表 3.3 6頭の慢性感染期のSIVmac239感染アカゲザルにおけるHAART治療実験データ：表中のデータは，血漿1 ml中のSIV RNAコピー数で与えられている（すなわち，RNA copies/mlが単位である）．データは，京都大学ウイルス研究所霊長類モデル研究領域の五十嵐樹彦先生に提供していただいた．

アカゲザル	治療経過時刻（日）：ウイルス量													
	−14	−7	0	3.5	7	14	21	28	35	42	49	56	63	70
MM491	5.82×10^4	1.12×10^5	1.09×10^5	6.48×10^4	1.99×10^3	1.94×10^2	3.15×10^2	1.00×10^2	1.00×10^2	1.00×10^2	2.41×10^2	1.00×10^2	1.00×10^2	1.00×10^2
MM499	1.57×10^5	4.85×10^5	4.39×10^5	2.37×10^4	2.54×10^3	1.14×10^2	8.77×10^2	2.11×10^2	1.63×10^2	1.00×10^2	1.00×10^2	1.00×10^2	1.00×10^2	1.00×10^2
MM508	1.87×10^5	1.52×10^5	2.64×10^5	-	5.68×10^3	8.38×10^2	4.49×10^2	1.00×10^2	1.21×10^2	2.54×10^2	1.00×10^2	1.00×10^2	1.00×10^2	1.00×10^2
MM511	4.97×10^5	3.34×10^5	3.06×10^5	-	2.01×10^3	7.04×10^2	3.68×10^2	1.00×10^2	1.00×10^2	1.95×10^2	1.00×10^2	1.00×10^2	1.00×10^2	3.27×10^2
MM528	2.09×10^5	7.77×10^5	1.28×10^6	5.99×10^4	9.50×10^3	4.24×10^3	1.22×10^3	6.82×10^2	6.24×10^2	1.94×10^2	3.32×10^2	3.62×10^2	1.00×10^2	1.00×10^2
MM530	7.99×10^5	4.06×10^6	4.91×10^6	5.42×10^5	6.63×10^4	1.96×10^4	1.30×10^4	3.97×10^3	1.56×10^3	1.27×10^3	8.47×10^2	6.94×10^2	1.00×10^2	4.97×10^2
平均	3.18×10^5	9.87×10^5	1.22×10^6	1.73×10^5	1.47×10^4	4.45×10^3	2.70×10^3	8.61×10^2	4.45×10^2	3.52×10^2	2.87×10^2	2.43×10^2	1.00×10^2	2.04×10^2

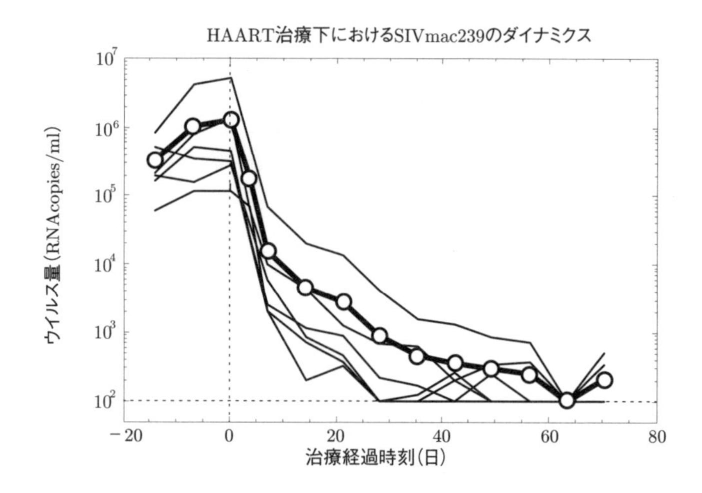

図 3.6　HAART 治療下における血漿中の SIV RNA 量の時系列ダイナミクス：6本の細線は各感染アカゲザルのウイルス RNA 量のダイナミクスを，縦破線は HAART 治療開始時刻を，横破線はウイルス RNA 量の検出限界値（100 RNA copies/ml）を表している．また，白丸と太線は各測定時におけるウイルス RNA 量の平均値である．データは，京都大学ウイルス研究所霊長類モデル研究領域の五十嵐樹彦先生に提供していただいた．

かったことも示唆しているのである [163]．もちろん，本 HAART 治療実験に限らず，HIV-1 感染者に対する HAART 治療においても同様の結果が得られている [151, 170]．

HAART 治療の実験データの数理モデルによる解析

HAART 治療は，数十か月にわたってウイルス RNA 量を検出限界値以下に留めるほど強力である上，これらの期間において薬剤耐性ウイルスの出現も確認されていない．すなわち，ウイルス RNA 量が常に第1相と同じ急な傾きで指数的に減衰せず，緩やかな傾きの第2相に切り替わることは，HAART 治療が失敗していることが原因ではなく，何か別の生物学的な要因が関係していると考えられる．実際，ウイルス RNA 量減衰時における第2相の傾きは，感染マクロファージや感染樹状細胞，プロウイルス DNA を含んだ潜伏感染細胞の活性化といった，前節の解析では考慮していなかった比較的寿命の長いウイルス産生細胞が関連していると推測されている [84, 170, 172]．仮に，これら寿命の長いウイルス産生細胞が慢性感染期における血漿中のウイルス RNA 量の1% を産生していると考えるなら，寿命の短いウイルス産生細胞数（すなわち，感染 $\mathrm{CD4^+T}$ 細胞数）が治療開始時の約 1% に減った時点で，ウイルス RNA 量の急激な傾きが緩やかに変化する．また，同時に，寿命の長いウイルス産生細胞がその後の血漿中のウイルス RNA を産生する主要なウイルス産生細胞になると予測できる．つまり，ウイルス RNA 量減衰時における，第 2 相の傾きは，寿命の長いウイルス産生細胞の死亡率を反映している可能性が考えられるのである．

ここでは，ウイルス産生細胞として，寿命の短い感染細胞と寿命の長い感染細胞を考える．すなわち，HAART 治療前，生体内におけるウイルス感染ダイナミクスは，基本的な数理モデル (2.1) を改良した以下の数理モデルで記述できる：

$$
\begin{aligned}
\frac{dT_1(t)}{dt} &= \lambda_1 - d_1T_1(t) - \beta_1T_1(t)V(t), \\
\frac{dT_2(t)}{dt} &= \lambda_2 - d_2T_2(t) - \beta_2T_2(t)V(t), \\
\frac{dI_1(t)}{dt} &= \beta_1T_1(t)V(t) - \delta_1I_1(t), \\
\frac{dI_2(t)}{dt} &= \beta_2T_2(t)V(t) - \delta_2I_2(t), \\
\frac{dV(t)}{dt} &= p_1I_1(t) + p_2I_2(t) - cV(t).
\end{aligned}
\tag{3.8}
$$

数理モデル (3.8) において，変数 $T_1(t)$，$T_2(t)$，$I_1(t)$，$I_2(t)$，$V(t)$ は，それぞれ，時刻 t における寿命の短い標的細胞数（$\mathrm{CD4^+T}$ 細胞数），寿命の長い標的細胞数，寿命の短いウイルス産生細胞数（感染 $\mathrm{CD4^+T}$ 細胞数），寿命の長いウイルス産生細胞数，血漿 1 ml 中のウイルス RNA コピー数と定義されている．また，パラメーター λ_1 と λ_2，d_1 と d_2，β_1 と β_2 は，それぞれ，寿命の短い標的細胞と寿命の長い標的細胞の供給率，死亡率，感染率を表している．さらに，δ_1 と δ_2，p_1 と p_2 はそれぞれ，寿命の短いウイルス産生細胞と寿命の長いウイルス産生細胞の死亡率及びウイルス産生率を，c はウイルスの除去率を意味している．

さらに，HAART 治療下において逆転写酵素とプロテアーゼが抗ウイルス薬により 100% 阻害されていると仮定すれば，数理モデル (3.8) は以下のような線形微分方程式で表される：

$$
\begin{aligned}
\frac{dI_1(t)}{dt} &= -\delta_1 I_1(t), \\
\frac{dI_2(t)}{dt} &= -\delta_2 I_2(t), \\
\frac{dV_W(t)}{dt} &= -cV_W(t), \\
\frac{dV_{PI}(t)}{dt} &= p_1 I_1(t) + p_2 I_2(t) - cV_{PI}(t).
\end{aligned}
\tag{3.9}
$$

ここで，$V_W(t)$ と $V_{PI}(t)$ は，それぞれ，HAART 治療開始時すでに複製されていたウイルス粒子の RNA 量と HAART 治療開始後に複製された未成熟ウイルス粒子の RNA 量を表している．従って，総ウイルス粒子の RNA 量を $V(t) = V_W(t) + V_{PI}(t)$ とすれば，HAART 治療開始時刻 $t = 0$ において，$V_W(0) = V(0)$ と $V_{PI}(0) = 0$ が成り立つ．また，HAART 治療開始前，生体内における SIV 感染ダイナミクスは定常状態に達していると仮定すれば（つまり，(3.8) で微分方程式の右辺が $t = 0$ で 0 になっているとすれば)，HAART 治療下における血漿中のウイルス感染ダイナミクスは (3.9) の初めの第3式を解いて第4式に代入し V_{PI} を求めると

$$
\begin{aligned}
V(t) = V(0)\Bigg[&\left(1 - \frac{p_1\beta_1 T_1(0)/\delta_1}{c-\delta_1} - \frac{c - p_1\beta_1 T_1(0)/\delta_1}{c-\delta_2}\right)e^{-ct} \\
&+ \frac{p_1\beta_1 T_1(0)/\delta_1}{c-\delta_1}e^{-\delta_1 t} + \frac{c - p_1\beta_1 T_1(0)/\delta_1}{c-\delta_2}e^{-\delta_2 t}\Bigg]
\end{aligned}
\tag{3.10}
$$

という近似式で記述することができる[15]．近似式中の $T_1(0)$ と $V(0)$ は，それぞれ，定常状態における寿命の短い標的細胞数とウイルス RNA 量を表している．

感染アカゲザル体内における SIV の感染ダイナミクスを定量化するために，HAART 治療下におけるウイルス RNA 量の時系列データから，近似式 (3.10) のパラメーター δ_1，δ_2 及び複合パラメーター $p_1\beta_1 T_1(0)/\delta_1$ と初期値 $V(0)$ を推

[15] 近似式 (3.10) の詳しい導出は，*Perelson AS. et al.* による論文 [171] に詳しくまとめられている．

定していく．本HAART治療実験では，“日（day）”のタイムスケールでウイルスRNA量を測定していることより，“時間（hour）”のタイムスケールのウイルス除去率を推定することはできない．従って，ここでは，ウイルス除去率を$c = 62.1$（day^{-1}）と固定する[91]．図3.7は，最適なパラメーターを用いて計算した近似式(3.10)によるHAART治療下における血漿中のSIV感染ダイナミクスである．太線は総ウイルス粒子のダイナミクス，点破線は寿命の短い感染細胞に複製されていたウイルス粒子のダイナミクス，点線は寿命の長い感染細胞に複製されたウイルス粒子のダイナミクスを表している．

慢性感染期における寿命の長いウイルス産生細胞の感染ダイナミクス

推定された寿命の短いウイルス産生細胞の死亡率は，$\delta_1 = 0.65$（day^{-1}）であった．すなわち，慢性感染期における寿命の短いウイルス産生細胞の半減

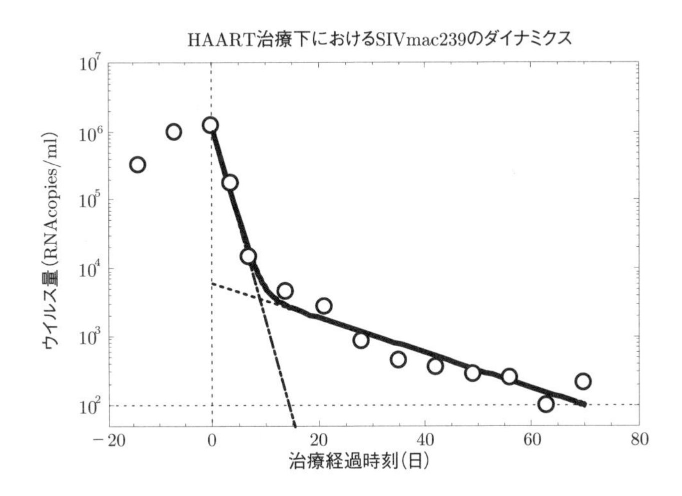

図3.7 HAART治療下における血漿中のSIV RNA量の解析：図中の太線はHAART治療開始後70日間の総ウイルス粒子のダイナミクスを表している．また，点破線は寿命の短い感染細胞に複製されていたウイルス粒子のダイナミクス，点線は寿命の長い感染細胞に複製されたウイルス粒子のダイナミクスである．非線形最小二乗法により推定した最適なパラメーターは，$\delta_1 = 0.65$（day^{-1}），$\delta_2 = 0.059$（day^{-1}），$p_1\beta_1 T_1(0)/\delta_1 = 61.8$，$V(0) = 1.31 \times 10^6$（RNA copies/ml）である．また，その他のパラメーター$c = 62.1$（day^{-1}）は固定している．縦点線はHAART治療開始時刻を，横点線はウイルス量の検出限界値を表している．

期が1.07日であることを意味している．また，これらの感染細胞の半減期は，前節のプロテアーゼ阻害薬を用いた治験データより推定した値とほぼ同じ値になっていることが分かる．さらに，ここでは，前節までの解析からは定量化できなかった寿命の長いウイルス産生細胞の死亡率が $\delta_2 = 0.059$（day^{-1}）であると推定できた（HAART治療下では，強力な抗ウイルス効果により，薬剤耐性ウイルスを出現させることなく長期にわたる血漿中のウイルスRNA量の時系列データを測定することが可能になった）．これは，慢性感染期におけるこれらの感染細胞の半減期が11.7日であることを示しており，寿命の短いウイルス産生細胞の半減期よりも十分長いことが分かる．このように感染細胞群が平均寿命の異なる複数のウイルス産生細胞によって構成されていることから，HAART治療下においてウイルスRNA量の減衰が第1相と第2相に分かれるという現象を説明することができる．

次に，慢性感染期における血漿中のウイルスRNA量に対する寿命の短いウイルス産生細胞と寿命の長いウイルス産生細胞の産生寄与率を計算していく．数理モデル(3.8)において，HAART治療開始前（すなわち，定常状態）の関係に注意すれば，以下のような関係が成り立っている：

$$\frac{p_2 I_2(0)}{cV(0)} = 1 - \frac{p_1 \beta_1 T(0)/\delta_1}{c}. \tag{3.11}$$

ここで，$p_2 I_2(0)/cV(0)$ は，慢性感染期におけるウイルス産生に対する寿命の長いウイルス産生細胞の寄与率を表している．図3.7の解析から推定されたパラメーターを用いれば，$p_2 I_2(0)/cV(0) = 0.00483$ と計算できる．つまり，寿命の短いウイルス産生細胞と寿命の長いウイルス産生細胞は，それぞれ，ウイルス産生に対して99.5%と0.48%ずつ寄与していることになる．また，*Perelson AS. et al.* による論文[170]では，HIV-1感染者における寿命の長い感染細胞の寄与率が1〜7%程度であると計算されている．このように，論文[169]で報告されているように，慢性感染期における血漿中のウイルス量のほとんど全ては感染 $\mathrm{CD4^+T}$ 細胞によって維持されていることが確認でき，さらに，寿命の長い感染細胞の寄与率は，ごくわずかであることが明らかになった．

HAART 治療下における寿命の長いウイルス産生細胞の感染ダイナミクス

慢性感染期における寿命の長い感染細胞のウイルス産生寄与率は，わずか1% 以下であることが分かった．しかし，HAART 治療が継続するにつれて，これら感染細胞は，ウイルス産生への寄与率を著しく増加させてゆき，主要なウイルス産生細胞になっていくことが予測される．

例えば，式 (3.10) より，HAART 治療開始後すぐに，血漿中のウイルス感染ダイナミクスは，

$$V(t) \approx V(0)\left[\frac{p_1\beta_1 T_1(0)/\delta_1}{c-\delta_1}e^{-\delta_1 t} + \frac{c - p_1\beta_1 T_1(0)/\delta_1}{c-\delta_2}e^{-\delta_2 t}\right] \tag{3.12}$$

という，より簡単な解析解で近似できるようになることが分かる（パラメーターが $c >> \delta_1, \delta_2$ という関係を満たしていることによる）．ここで，近似式 (3.12) 中の第 1 項と第 2 項は，それぞれ，寿命の短いウイルス産生細胞と寿命の長いウイルス産生細胞が産生しているウイルス粒子の RNA 量を表している．従って，HAART 治療下における，寿命の短い感染細胞のウイルス産生に対する寄与率は，

$$\frac{\dfrac{p_1\beta_1 T_1(0)/\delta_1}{c-\delta_1}e^{-\delta_1 t}}{\dfrac{p_1\beta_1 T_1(0)/\delta_1}{c-\delta_1}e^{-\delta_1 t} + \dfrac{c - p_1\beta_1 T_1(0)/\delta_1}{c-\delta_2}e^{-\delta_2 t}} \tag{3.13}$$

と計算できる．また，寿命の長い感染細胞のウイルス産生に対する寄与率は，

$$\frac{\dfrac{c - p_1\beta_1 T_1(0)/\delta_1}{c-\delta_2}e^{-\delta_2 t}}{\dfrac{p_1\beta_1 T_1(0)/\delta_1}{c-\delta_1}e^{-\delta_1 t} + \dfrac{c - p_1\beta_1 T_1(0)/\delta_1}{c-\delta_2}e^{-\delta_2 t}} \tag{3.14}$$

と表すことができる．図 3.8 は，式 (3.13) と (3.14) を用いて計算した，HAART 治療開始後 28 日間の各ウイルス産生細胞のウイルス産生に対する寄与率の変化である．図中の点破線は寿命の短い感染細胞のウイルス産生に対する寄与率，点線は寿命の長い感染細胞のウイルス産生に対する寄与率を表している．図 3.8 において点破線と点線が交差する時刻（HAART 治療開始後約 9 日）を境に，図 3.7 に見られるウイルス RNA 量の減衰が第 1 相から第 2 相に切り替

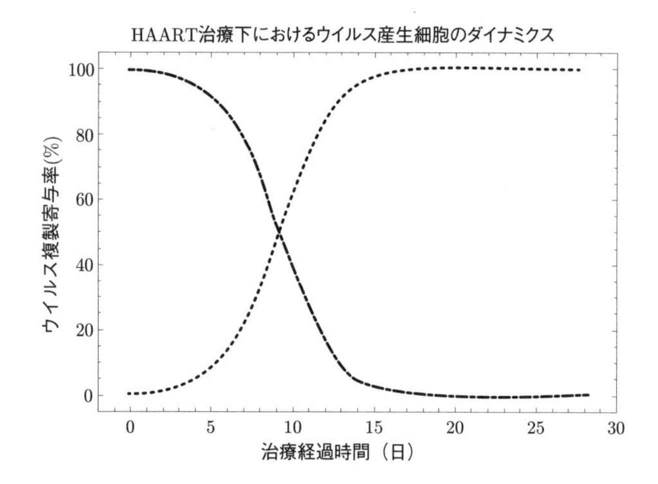

図 3.8　HAART 治療下におけるウイルス産生寄与率の解析：図中の点破線はHAART 治療開始後 28 日間の寿命の短い感染細胞のウイルス産生に対する寄与率，点線は寿命の長い感染細胞のウイルス産生に対する寄与率を表している．ここで，パラメーター $\delta_1 = 0.65$（day^{-1}），$\delta_2 = 0.059$（day^{-1}），$p_1\beta_1T_1(0)/\delta_1 = 61.8$ は図 3.7 の解析から推定された値を，パラメーター $c = 62.1$（day^{-1}）は固定した値を用いている．

わる．すなわち，寿命の長い感染細胞が寿命の短い感染細胞のウイルス産生に対する寄与率を上回り，主要なウイルス産生細胞になるのである．さらに，その後（HAART 治療開始後約 14 日以降），ほとんど全ての血漿中のウイルス量は，寿命の長い感染細胞によって維持されていることが分かる[16]．このように，各々のウイルス産生細胞の平均寿命が，HAART 治療下における血漿中のウイルス感染ダイナミクスを決定づける大きな要因になっている．

まとめ

HIV-1 感染者に対して HAART 治療を行った場合，急な傾きの第 1 相において，血漿中のウイルス量は 2 週間程度で約 1/100 から 1/1000 倍の値まで減少する．そして，その後に続く緩やかな傾きの第 2 相において，血漿中のウイルス量は 2〜3 か月で検出限界値以下に到達する．この

16) ウイルス RNA 量減衰時の第 2 相を維持する主要なウイルス産生細胞が感染マクロファージであるというのが有力な仮説であるが，その根拠となる観察的証拠は現在も得られていない．

HAART 治療中のウイルス量の減衰が第 1 相と第 2 相に分離することは，感染細胞群が寿命の異なるウイルス産生細胞から構成されていると仮定することで説明できた．*Horiike M. et al.* による論文 [89] では，SIVmac239 感染アカゲザルを用いた HAART 治療実験下における血漿中のウイルス RNA 量の時系列データから，慢性感染期における寿命の短いウイルス産生細胞と寿命の長いウイルス産生細胞の半減期が，それぞれ，1.07 日と 11.7 日であることが分かった．また，それぞれの感染細胞は，慢性感染期におけるウイルス産生に対して 99.5% と 0.48% ずつ寄与していることが計算できた．さらに，HAART 治療が進むにつれて，寿命の長いウイルス産生細胞は，ウイルス産生に対する寄与率を増加させていくことも確認できた．

本節では，寿命の長いウイルス産生細胞を考慮した数理モデル (3.8) のみを用いて実験データを解析してきたが，潜伏感染細胞の活性化を考慮した数理モデルや濾胞樹状細胞に絡まったウイルス粒子の放出を考慮した数理モデルを用いたとしても，同様に実験データをうまく説明することができる [84, 170, 171]．すなわち，数理モデルによる解析だけでは，ウイルス RNA 量減衰時における第 2 相の傾きが，どの細胞に由来しているかを区別することが難しいのである．しかし，例えば，*Perelson AS. et al.* による論文 [170] では，HAART 治療下の HIV-1 感染者における PBMC 中のウイルス産生細胞と潜伏感染細胞の合計数を測定した追加データを用いた解析により，潜伏感染細胞の活性化は，ウイルス RNA 量減衰時の第 2 相を維持する主要なウイルス産生細胞とはならないことを示唆している．さらに，彼らは，HAART 治療が 100% 効果的であると仮定したとき，寿命の長いウイルス産生細胞と潜伏感染細胞は約 2〜3 年で生体内から駆逐されると見積もった[17]．

現在の HAART 治療では，完全に新規ウイルス感染を抑制することは不可能であり，脳や精巣といった薬剤が届かない“サンクチュアリ（聖

---

[17] これらの感染細胞を駆逐するまでに必要な時間が推定されたことより，「約 2〜3 年の HAART 治療を行うことで HIV-1 感染者の生体内からウイルスを根絶できる」といった誤った解釈をされることもあったが，この“根絶仮説”は，すぐに間違いであることが示された．

域)”と呼ばれる組織が存在することや，一時的な薬剤耐性ウイルスの出現や生体内の薬剤濃度の低下による“ブリップ（blip)”と呼ばれる一過性のウイルス量増加が認められることなど，様々な問題が指摘されている [200]．また，HAART 治療により 3～4 年もの長期間にわたり，血漿中のウイルス量を低く抑えられていた HIV-1 感染者から，複製能をもつウイルス粒子が単離されたという報告もある [61]．実際，SIVmac239 感染アカゲザルを用いた HAART 治療実験や通常の HIV-1 感染者に対する HAART 治療では，ウイルス RNA 量の検出限界値が 100 RNA copies/ml 前後であるため，ウイルス RNA 量の減衰が第 2 相までしか確認できない [51, 170, 151]．しかし，超高感度な分析方法を用いれば，血漿中に含まれるごくわずかな HIV-1 RNA コピーが検出できるようになる．これらの方法を用いることで，ウイルス RNA 量減衰の第 3 相，第 4 相の存在が確認され，さらに寿命の長い感染細胞（休眠期にあるメモリー $CD4^+T$ 細胞等）がウイルスリザーバーとなっている可能性も示唆されている [165, 204]．

このように HIV-1 感染者の生体内には，感染性のある子孫ウイルス粒子を複製できる能力をもった感染細胞が，長年，あるいは，生涯にわたって存在し続けることが考えられる．従って，HAART 治療により生体内から HIV-1 を根絶する，もしくは，新たな治療方法を開発するためには，特に，ウイルスリザーバーとなり得る感染細胞を特定し，これらの細胞を効率よく駆逐する必要がある．ウイルスリザーバーを探索し，感染者生体内から HIV-1 を根絶し得る治療法を確立していくためには，末梢血などのヒトの臨床検体からも様々な知見が得られるが，霊長類を用いた個体レベルでの解析が極めて重要な手段になってくる．例えば，ここで紹介した感染アカゲザルを用いた HAART 治療実験では，末梢血の解析に留まらず，リンパ組織や肺組織を用いた全身解析ができる上，意図的な治療中断[18]，及び，様々な薬剤投与計画といった臨床試験では行えない抗ウイル

[18] HIV-1 感染者の HAART 治療において計画的に薬剤投与を中断する“計画的治療中断療法”は，抗 HIV-1 免疫反応を増大させ，薬剤副作用を軽減させるといった効果がある [2]．しかし現在，これらの治療法は推奨されていない．

ス治療の詳細な解析が可能になる [51, 92]．もちろん，ヒトとアカゲザル，HIV-1とSIVの間には，いくらかの隔たりはあるが，これらの研究を通して得られる経験・技術・情報は，より強力なHIV-1治療を開発するために大いに役立つと考えられる．

コラム　サル免疫不全ウイルス（SIV）

京都大学ウイルス研究所　五十嵐樹彦

ヒトウイルス疾患の研究では，動物を用いた感染モデル系を作製し，そのモデル系を用いてなぜウイルスが感染すると病気になるか，どうやって治療できるか，またはどのようにして感染を防ぐことができるかを明らかにすることがよく行われる．しかし，エイズの病原ウイルスであるHIV-1が1983年に発見されて間もなく，このウイルスに感受性がある動物は非常に限られた種（ヒト以外ではチンパンジーのみ）であることが明らかとなった．しかも，チンパンジーはごく稀な例外を除き，エイズを発症しない．また，チンパンジーの医学研究利用への倫理的反対論から，現在，チンパンジーを用いた研究は行われていない．つまり，エイズの動物モデル作製は非常に難しい状況であった．

一方，1970年代に米国の霊長類センターでは飼育下のアカゲザル（マカク属に分類される）に悪性リンパ腫や抗酸菌症といった免疫不全症例の発生があった．1981年のエイズの発見を機に，これらサルの疾患はエイズと認識された．ウイルスが分離され，その塩基配列を決定したところ，HIV-1と非常に似通った遺伝子構成をもつレンチウイルスであることが明らかとなった [39]．これが，SIVmacと呼ばれるウイルス群の発見である（図3.9）．その後の研究から，アフリカに住む30種以上のサルからHIV-1によく似たレンチウイルスが発見されるものの [30]，野性のマカク属サル（アジアに分布）からはウイルスが一切分離されないこと [65, 128]，SIVmacに系統学的に最も近いのは西アフリカに住むスーティーマンガベイのもつSIVsmmであること [83]，米国の霊長類センターでは1970年代にKuru（パプアニューギニアの風土病，プリオンが病原因子）研究のためにスーティーマンガベイにKuru患者由来組織を接種し動物モデル作製を試みたが，動物継代の途中からアカゲザルが使われていたことから，この試みの間にスーティーマンガベイのウイルスがアカゲザルに伝播し，数年の後，アカゲザルに病原性を獲得したのではないかと考えられている．

SIVmacをアカゲザルに接種すると，1〜2年でヒトのエイズと同様の臨床症状（免疫不全の徴候である日和見感染や腫瘍）を起こす[48]．HIV-1がエイズの病原体であるとする説はHIV-1発見当時は必ずしも広く受け容れられていなかったが，サルから分離されたHIV-1と近縁のウイルスがサル

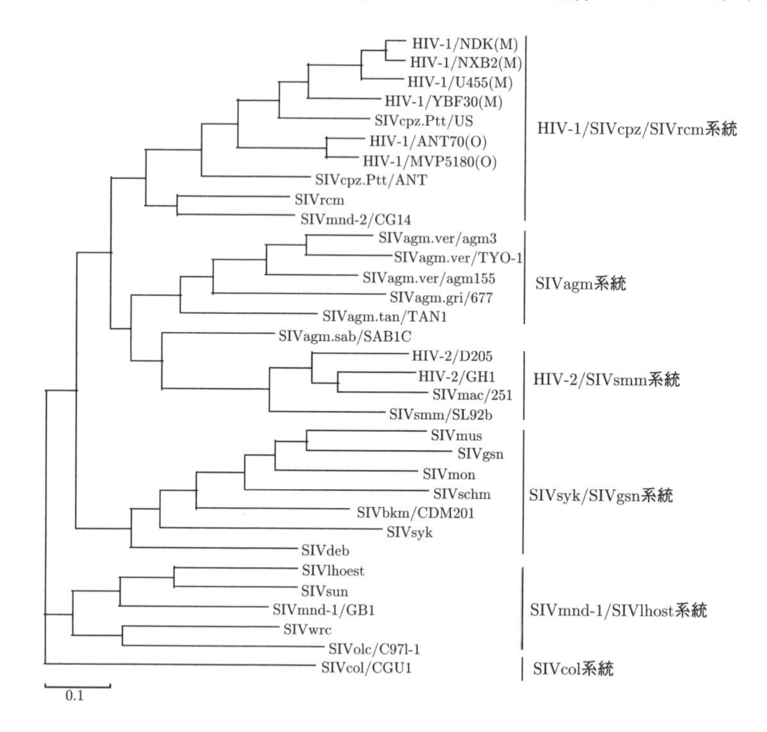

図3.9　霊長類レンチウイルスの分子系統樹：SIVsmmは西アフリカに棲息するスーティーマンガベイより分離されたSIVであり，地域によっては野生のスーティーマンガベイの20〜30％がSIVsmmに自然感染している．アジアのアカゲザルでは自然感染例が全くないことから，米国の霊長類センターのアカゲザルより分離されたSIVmacは，SIVsmmが飼育下で種間感染したものと考えられている．

にエイズを起こしたことは，この説を強力に支持した[67]．SIV/マカクサル感染モデルで見られる病理および現在分かっている範囲での病態発現機構はHIV-1感染症のそれらと同様であることから，この動物モデルは，ウイルス複製，病原性，ワクチン開発等，非常に広範な領域で最もよく用いられている．

演習問題

【解析解の導出に関連した問題】

系(3.4)で$c \neq \delta$として以下の問に答えよ．

問 3.1 (1) (3.4)式の第2式から条件$V_W(0) = V(0)$に注意して，解$V_W(t)$を求めよ．

(2) $\beta T(0)V(0) = \delta I(0)$であることに注意して，(1)で求めた解$V_W(t)$を(3.4)式の第1式に代入し，解$I(t)$を求めよ．

(3) (2)で求めた解$I(t)$を(3.4)式の第3式に代入し，解$V_{PI}(t)$を求めよ．ただし，$pI(0) = cV(0)$と$V_{PI}(0) = 0$であることに注意せよ．

(4) 以上より，$V(t) = V_W(t) + V_{PI}(t)$が(3.5)式で与えられることを確かめよ．

問 3.2 $V_W(0) = V(0)$と$V_{PI}(0) = 0$，$V(t) = V_W(t) + V_{PI}(t)$に注意して，(3.10)式を確かめよ．

【二項分布に関連した問題】

$0 \leq u \leq 1$を満たすuと自然数nに対して，確率変数Xが自然数m $(m = 0, 1, 2, \cdots, n)$となる確率が

$$P(X = m) = \binom{n}{m} u^m (1-u)^{n-m}$$

を満たすとき，確率変数Xはパラメーター(n, u)の二項分布$B(n, u)$に従うという．ここで

$$\binom{n}{m} = {}_nC_m = \frac{n!}{m!(n-m)!}$$

は，n個からm個を選ぶ組み合わせ数であり，二項係数を表す．二項分布$B(n, u)$でnが大きく，uが十分小さい，そして$nu = \lambda$が一定であるとき，$n \to \infty$とすれば$B(n, u)$はポアソン分布

$$P(X=m)=\frac{\lambda^m e^{-\lambda}}{m!} \quad (m=0,1,2,\cdots)$$

に従う．これをポアソンの極限定理という．

問3.3　(1)　コインを10回投げたとき全てが表となる確率を求めよ．
(2)　コインを10回投げたとき少なくとも1回はウラが出る確率を求めよ．
(3)　確率変数Xが二項分布$B(n,u)$に従うとき，期待値$E(X)=\sum_{m=0}^{n} mP(X=m)=nu$，分散$Var(X)=E(X^2)-\{E(X)\}^2=nu(1-u)$となることを示せ．

問3.4　(1)　ポアソン分布の期待値と分散は$E(X)=\lambda$，$Var(X)=\lambda$となることを示せ．
(2)　ポアソンの極限定理

$$\lim_{n\to\infty}\binom{n}{m}u^m(1-u)^{n-m}=\frac{\lambda^m e^{-\lambda}}{m!}$$

を示せ．ただし，$u=\lambda/n$より

$$\begin{aligned}&\binom{n}{m}u^m(1-u)^{n-m}\\ =\ &\frac{n!}{(n-m)!m!}\binom{\lambda}{n}^m\left(1-\frac{\lambda}{n}\right)^{n-m}\\ =\ &\underbrace{\left(\frac{n}{n}\right)\left(\frac{n-1}{n}\right)\left(\frac{n-2}{n}\right)\cdots\left(\frac{n-m+1}{n}\right)}_{①}\underbrace{\left(\frac{\lambda^m}{m!}\right)}_{②}\underbrace{\left(1-\frac{\lambda}{n}\right)^n}_{③}\underbrace{\left(1-\frac{\lambda}{n}\right)^{-m}}_{④}\end{aligned}$$

を満たす．このとき，$n\to\infty$で① $\to 1$，③ $\to e^{-\lambda}$，④ $\to 1$であることに注意する．

第4章

抗HCV治療の数理モデル

本章では，抗HCV治療下におけるウイルス感染ダイナミクスの定量化に関する研究を紹介する．抗HIV治療と同様に，治療を行っている感染者の血漿中のウイルスRNA量の臨床データを用いる．まず，インターフェロン-α（interferon-α：IFN-α）を用いた抗HCV単剤治療の臨床データを解析する数理モデル及びそれらを用いて明らかになったHCVの感染ダイナミクスについて概説する．次に，IFN-αに加えてリバビリンを併用した抗HCV多剤併用治療の臨床データを解析する数理モデルも紹介し，現在まで解明されているHCVの感染ダイナミクスについて議論していく．なお，本章ではIFN-αとリバビリンによる抗HCV治療を中心に解説するが，現在，抗HCV薬は抗HIV薬と同様に数多くの新薬が開発されている．その他の抗HCV薬を用いた治療に関しては最新の文献を参照されたい．

HCV（C型肝炎ウイルス，Hepatitis C Virus）は，1989年にカイロン社のグループにより長らく不明であった非A非B型ウイルス性肝炎の原因ウイルスとして同定された．現在，全世界では約1億7千万人（地球上の人口の3%に達する人々）が，日本では約100万人がHCVに感染していると推定されている．HCVに感染すると急性肝炎を経てウイルスが排除され治癒する場合もあるが，約70%がHCVの持続感染者となり，慢性肝炎状態になる．さらに，約60%が肝硬変へと進展し，肝硬変後は年間7～8%が肝細胞がんへと進展すると報告されていることもあり，公衆衛生上最も重要なウイルス感染症の1つと考えられている[156, 207].

このようなC型肝炎の治療において，最も早く一般臨床の場に登場し，最も有効性が確立されていた抗HCV薬はインターフェロン-α（IFN-α）であった．そして，その後，より安定したIFN-αの血中濃度を維持させるために，ペグ（PEG）という物質をIFNに結合させたPEG-IFNが開発され，さらに従来のIFN-α（もしくは，PEG-IFN）単独投与に加えリバビリンと呼ばれる抗HCV薬との併用療法なども行われてきた．IFN-α単独治療での有効率（投与終了後24週時のHCV-RNA陰性化率）は平均すると約30%程度であるが，リバビリンとの併用療法では，40〜50%もの有効率が得られている[52, 156]．その後，HCVの遺伝子型に応じた治療期間の最適化，リバビリンとの併用による治療効果の大幅な向上，PEG-IFNの導入による治療に対する服薬コンプライアンスの改善等を経て，PEG-IFNとリバビリンの併用が標準的な治療法として確立した．さらに，PEG-IFNとリバビリンの併用療法の治療効果に関連するウイルス因子，宿主因子，治療因子が明らかとなり，画一的な治療から個々の患者に治療を個別化し，治療効果を最大限に最適化する時代となっていった[205, 207]．現在ではこれに加えてプロテアーゼ阻害剤，ポリメラーゼ阻害剤などのウイルス因子を直接標的とする新薬が認可あるいは承認申請中であり，さらなる治療効果の改善が見込まれている．

本節では，IFN-α単独療法及びリバビリンとの併用療法下におけるウイルス感染ダイナミクスを記述する数理モデルを用いて，臨床データを解析し，特に，IFN-αがどのようにHCVの複製サイクルに作用しているか，また，リバビリンがどのようにIFN-α治療による抗ウイルス効果を改善するのかを議論していく．なお，抗HCV治療については総説[29, 207]に，抗HCV治療下におけるウイルス感染ダイナミクス定量化に関する研究は総説[38, 184]に，詳しくまとめられている．

4.1　単剤治療下におけるHCVの感染ダイナミクス

IFN-αは1957年に発見された抗ウイルス活性を示す生体内分子であり，サイトカインの一種である．その後，抗ウイルス活性のみならず，細胞増殖の抑制，免疫系および炎症の調節などの多様な生物活性があることが明らかになり，IFN-αの薬剤としての開発が急速に進んだ．1990年代前半には，C型肝炎に対してもIFN-αの投与により血清肝機能検査（アラニンアミノトランスフェラーゼ：ALT）値が急速に改善する症例が示された．さらに，血清ALT値が改善する多くの症例において，同時にウイルス血症が改善する，すなわちIFN-αがウイルス学的治療効果をもつことが示された[207]．しかし，当時，IFN-α単独治療の有効率はたった10〜30%程度であった上，HCVの感染ダイナミクスやIFN-αのHCV複製サイクルに対する作用機序も完全に理解されていなかった．

HIV感染症の場合と同様に，抗ウイルス治療下におけるウイルスRNA量の時系列データを数理モデルを用いて解析することで，HCV感染者におけるIFN-α単独治療時に観測される様々な減衰パターンを矛盾なく説明することが可能になり，ウイルスの産生率や除去率，感染細胞の半減期，IFN-αの作用機序といった極めて有益な情報を得ることが期待されていた．例えば，IFN-α投与後，典型的には，約8〜9時間の遅れを経て，血漿中のウイルスRNA量が多階相的に減衰していくことが観測されている[38, 35, 156, 184]．ウイルスRNA量減衰時の第1相は極めて急な傾きであり，IFN-α投与後，通常約24〜48時間以内に起こり，これらの傾きはIFN-αの投与量と相関をもっている．一方で，ウイルスRNA量減衰時の第2相はHCV感染者内においてかなりの差異がある上に，その傾きは緩やかになっている．*Neumann AU. et al.* による論文[156]では，このような単剤治療を受けた慢性感染期のHCV感染者における臨床データを用いて，HCVの生体内感染ダイナミクスが世界で初めて定量化された．そして，HIV-1と同様，HCV感染者におけるウイルス感染も極めて動的なものであることが示され，IFN-αのHCVの複製サイクルに対する作用機序すら予測された．以下では，論文[156]で報告されているHCV感染者に対するIFN-αを用いた臨床実験とそれらの解析から定量化された生体内のHCV感染ダイナミクスを概説していく．

慢性感染期のHCV感染者に対するIFN-α単独治療

IFN-αはウイルス複製を阻害する薬剤であるが，直接的にウイルスを破壊するものではない．肝細胞の表面にあるIFN-α受容体にIFN-αが結合し，細胞内でウイルスの分解を促進する酵素を誘導する．そして，ウイルスの増殖に必須なタンパク質の生成を阻害することで，感染肝細胞のウイルス複製率を低下させると考えられている [37, 66, 72, 184]．このようなHCVに対するIFN-αの作用機序は，現在でも十分に解明されたわけではないが，IFN-αが一般臨床の場に登場した当時，その作用機序がほとんど分からないまま，治療効果があることと抗ウイルス効果があることが示されたことより，C型肝炎の治療薬として使われていたのである．

Neumann AU. et al. による論文 [156] では，23人の1型HCV感染者に対して，IFN-α投与量が1日当たりそれぞれ5 mlU + 5 mlU，5 mlU + 10 mlU，5 mlU + 15 mlUである14日間の薬剤投与計画を無作為に割り当てている．そして，各患者より投与開始後の2日間は数時間間隔で，その後の12日間はほぼ1日間隔という高頻度で血漿中のウイルスRNA量を測定し，IFN-α単独治療下におけるウイルスRNA量の時系列データを収集した．また，治療前の血漿中のウイルスRNA量は，平均 $(11 \pm 18) \times 10^6$（RNA copies/ml）であり，異なる投与計画群において有意差はなかった．全ての患者において，IFN-α投与開始後約 8.7 ± 2.3 時間の遅れ（この間のウイルスRNA量は，ほぼ治療開始前の値を維持している）を経て，約2日間で血漿中のウイルスRNA量の著しい減少が観測されている．その後，14日目までに観測されるウイルスRNA量の減衰率は比較的緩やかにはなるものの，IFN-αには非常に強力な抗HCV作用があることが示されている．表4.1は，*Neumann AU. et al.* による論文 [156] で報告されている，IFN-α投与量が1日あたりそれぞれ5 mlU + 5 mlU，5 mlU + 10 mlU，5 mlU + 15 mlUである典型的な各患者1-H，2-D，3-Dの血漿1 ml中のHCV RNAコピー数である[1]．図4.1の○印，□印，△印は，それぞれ，患者1-H，2-D，3-DのIFN-α投与開始後 (a) 2日間及び (b) 14日間において測定された，血漿1 ml中のウイルスRNA量の時系列データである．今後は，これら2日間及び14日間のウイルスRNA量を用いて解析していくことにする．

---

1) 表4.1における数値は，論文 [156] の図1から筆者らが抽出・改変した値である．従って，論文 [156] で用いられている実際の数値とは少し異なることに注意したい．

表 4.1 3名の慢性感染期のHCV感染者における投与量の異なるIFN-α単独治療の臨床データ：表中のデータは，血漿1 ml中のHCV RNAコピー数で与えられている（すなわち，RNA copies/mlが単位である）．データは，*Neumann AU. et al.* による論文[156]の図1から筆者らが抽出・改変した値である．

患者	治療経過時刻（日）：ウイルス量								
	0	0.087	0.166	0.299	0.421	0.587	0.794	1	1.2
1-H	3.85×10^{6}	4.02×10^{6}	4.38×10^{6}	4.38×10^{6}	4.99×10^{6}	2.09×10^{6}	1.24×10^{6}	1.00×10^{6}	1.24×10^{6}
2-D	9.42×10^{5}	8.62×10^{5}	9.42×10^{5}	1.35×10^{6}	8.24×10^{5}	8.49×10^{4}	1.81×10^{5}	7.77×10^{4}	3.64×10^{4}
3-D	3.66×10^{5}	4.39×10^{5}	-	4.39×10^{5}	5.86×10^{5}	3.71×10^{4}	1.71×10^{4}	9.85×10^{3}	6.52×10^{3}

患者	治療経過時刻（日）：ウイルス量							
	1.4	2	3	4	5	7	9	11
1-H	8.40×10^{5}	1.14×10^{6}	1.61×10^{6}	7.90×10^{5}	-	1.21×10^{6}	1.55×10^{6}	8.14×10^{5}
2-D	7.43×10^{4}	7.11×10^{4}	3.99×10^{4}	2.79×10^{4}	2.97×10^{4}	1.74×10^{4}	1.47×10^{4}	-
3-D	4.96×10^{3}	1.44×10^{3}	1.97×10^{3}	-	5.19×10^{2}	4.88×10^{2}	1.00×10^{2}	-

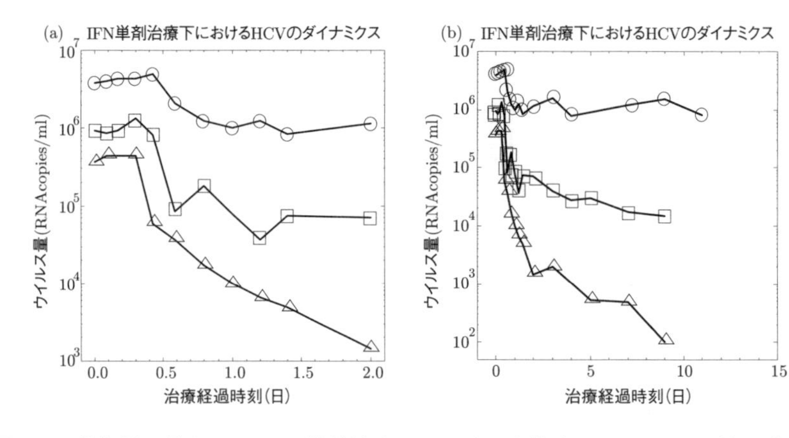

図4.1　投与量の異なるIFN-α単独治療下における血漿中のHCV RNA量の時系列ダイナミクス：IFN-α投与量が1日当たりそれぞれ5 mlU + 5 mlU, 5 mlU + 10 mlU, 5 mlU + 15 mlUである患者1-H（○印），2-D（□印），3-D（△印）は，23人のHCV感染者に対して行われたIFN-α単独治療における典型的な例である．図(a)は，IFN-α投与開始後の2日間のHCVダイナミクスを，図(b)は，IFN-α投与開始後の14日間のHCVダイナミクスを表している．データは，*Neumann AU. et al.* による論文[156]の図1から筆者らが抽出・改変した値である．

数理モデルによる**IFN-α**作用機序の予測

侵入阻害薬，逆転写酵素阻害薬，インテグラーゼ阻害薬，プロテアーゼ阻害薬等を用いた抗HIV治療とは異なり，当時，IFN-αを用いたC型肝炎の治療では，HCV複製サイクルをどのように阻害しているかがよく理解されていなかった．*Neumann AU. et al.* は，論文[156]でIFN-α単独治療下において血漿中のウイルスRNA量が多階相的に減衰していく時系列データを数理モデルを用いて解析することで，IFN-αが，ウイルスの新規感染を阻害することよりむしろ感染肝細胞のウイルス産生を阻害している可能性があることを示唆した．後に，HCVレプリコンシステムを用いて[2)]，IFN-αが投与量依存的にウイルス産生を阻害し得ることが明らかになり，数理モデルから導かれたこれらの

---

2) HCVレプリコンシステムとはヒト肝がん細胞株Huh-7細胞の中でHCV遺伝子が自立複製している細胞株である．レプリコン複製細胞ではHCVレプリコンRNAが非常に高レベルで複製していることより，複製しているRNAや発現しているHCVタンパク質が持続的に安定して検出できる[108, 126]．しかしながら，HCVレプリコンシステムはHCV粒子を産生しないウイルス複製だけに特化したシステムであるため，ウイルス複製メカニズムの解析や抗HCV薬スクリーニング等に利用されている．

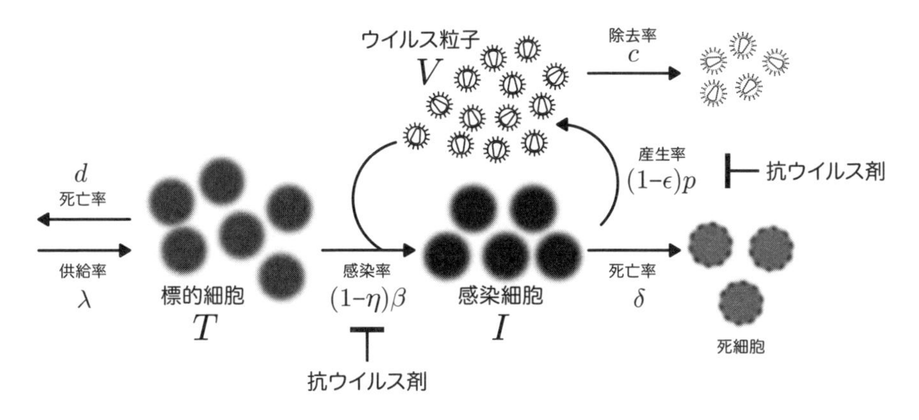

図 4.2 異なる抗ウイルス効果を考慮した数理モデリング：$T(t)$ と $I(t)$ は，それぞれ，非感染肝細胞数とウイルス産生を行っている感染肝細胞数，$V(t)$ は，血漿 1ml 中の HCV RNA コピー数を表している．IFN-α 投与中は，ウイルスの非感染肝細胞への新規感染あるいは感染肝細胞のウイルス産生が阻害されると仮定している．ウイルスダイナミクスの基本的な数理モデルに加わったパラメーター η と ϵ は，それぞれ，新規感染阻害率とウイルス産生阻害率を表している．

仮説が間違いでないことが示されている [66, 72]．以下，論文 [156] で開発された数理モデルを用いてこれらの仮説を説明していく．

IFN-α 投与前，生体内における HCV 感染ダイナミクスは，基本的な数理モデル (2.1) を用いて記述できる．ここで，$T(t)$ と $I(t)$ はそれぞれ，非感染肝細胞数とウイルス産生を行っている感染肝細胞数，$V(t)$ は血漿 1 ml 中の HCV RNA コピー数を表している．一方，IFN-α 投与中は，ウイルスの非感染肝細胞への新規感染あるいは感染肝細胞のウイルス産生が阻害されると仮定した場合，IFN-α 単独治療下における数理モデルは以下のようになる：

$$\begin{aligned}
\frac{dT(t)}{dt} &= \lambda - dT(t) - (1-\eta)\beta T(t)V(t), \\
\frac{dI(t)}{dt} &= (1-\eta)\beta T(t)V(t) - \delta I(t), \qquad (4.1) \\
\frac{dV(t)}{dt} &= (1-\epsilon)pI(t) - cV(t).
\end{aligned}$$

数理モデル (4.1) において，パラメーター η と ϵ は，それぞれ，IFN-α によるウイルスの新規感染阻害率と感染肝細胞のウイルス産生阻害率を表している[3]．また，数理モデル(4.1)では，HCVへの免疫反応を明示的に記述していないが，これらの影響は，感染肝細胞の死亡率δ及びウイルス粒子の除去率cに含まれていると考えることができる．図4.2は，異なる抗ウイルス効果を考慮した数理モデルの概要を示している．

IFN-αのHCV複製サイクルに対する作用機序を予測するために，以下の極端な2つの状況を考える：まず，IFN-αがウイルスの新規感染のみを阻害できる（すなわち，$\eta > 0$と$\epsilon = 0$）と仮定すれば，図4.3(a)にあるように，HCVの産生と除去のバランスは，感染肝細胞が減少し始めるまでIFN-α投与前と同様に維持されている．つまり，ウイルスの新規感染を阻害するという作用で

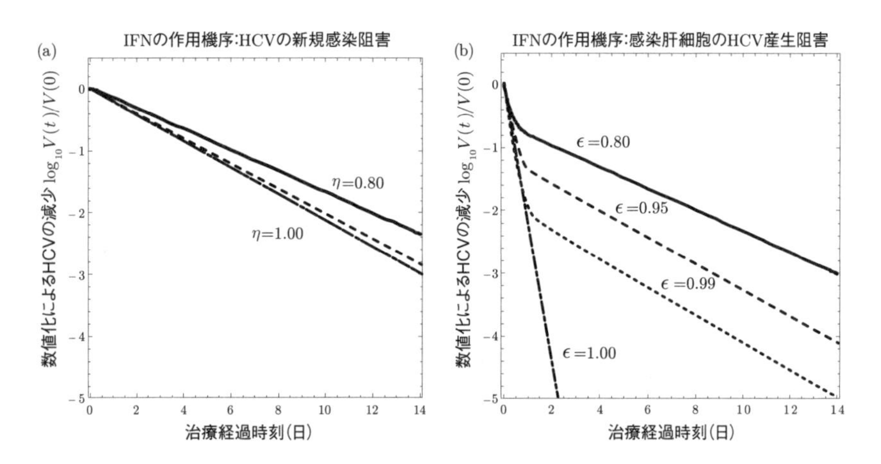

図4.3　IFN-αの異なる作用機序から予測されるHCV RNAコピー数の減少ダイナミクス：図(a)では，IFN-α投与によりHCVの新規感染のみが阻害される（阻害率$\eta = 0.80$，0.95，0.99，1.00かつ$\epsilon = 0$）と仮定している．一方，図(b)では，IFN-α投与により感染肝細胞のHCV産生のみが阻害される（阻害率$\epsilon = 0.80$，0.95，0.99，1.00かつ$\eta = 0$）と仮定している．ここで，図中の曲線は，数理モデル(4.1)により計算されるIFN-α投与開始後のウイルスRNA減少率（すなわち，$\log_{10} V(t)/V(0)$）を表している．パラメーター$\delta = 0.5$，$c = 5$，$p = 100$，$\beta = 3.00 \times 10^{-7}$は生物学的に妥当な値として固定しており，非感染肝細胞数は定常状態（すなわち，$T(t) = \delta c/p\beta$）を維持すると考えている．

[3] PEG-IFNによる抗ウイルス効果を詳細に考慮した数理モデルは，*Powers KA. et al.*による論文[177]を参照．

は，ウイルスRNA量減衰の第1相が非常に緩やかな傾きになるので，IFN-α単独治療下2日目までに観測された投与量依存的な急激な傾きを説明できない上に，その後の2週目までに観測される比較的緩やかなウイルスRNA量の第2相の減衰を確認することができない．一方，IFN-αが感染肝細胞のウイルス産生のみを阻害できる（すなわち，$\eta = 0$と$\epsilon > 0$）と仮定すれば，図4.3(b)にあるように，治療開始後の投与量依存的な急激な傾きが予測される．さらに，仮にウイルス産生阻害率が100%でない（すなわち，$0 < \epsilon < 1$）ならば，数理モデル(4.1)はウイルスRNA量の減衰が第1相と第2相に分離することを示している．このように，治療後2日目までに観測されるウイルスRNA量の極めて急激な減衰が，主にIFN-αによる感染肝細胞のウイルス産生阻害に起因していることが示唆された．次節で，ウイルスRNA量減衰の第1相目の傾きはウイルス粒子の除去率cと感染肝細胞のウイルス産生阻害率ϵにより決まること，及び，第2相目の傾きはこれらの阻害率と感染肝細胞の死亡率δをともに反映していることを示す．

IFN-α単独治療における臨床データの数理モデルによる解析(I)

IFN-α単独治療開始後2日目までの臨床データを解析する．今後は，数理モデル(4.1)において，IFN-αの作用機序がウイルスの新規感染阻害ではなく，感染肝細胞のウイルス産生阻害である（すなわち，$\eta = 0$と$\epsilon > 0$）と考える．また，IFN-α投与開始時のウイルスRNA量$V(0)$と感染肝細胞数$I(0)$は，定常状態に達していると仮定し（$cV(0) = pI(0)$），それぞれのIFN-α投与前の値とする．もし仮に，感染肝細胞の平均寿命が2日以上であるならば，IFN-α投与後の2日間，これらの細胞数は，ほとんど一定の値を保つ（すなわち，$I(t) = I(0)$）と考えることができる．このとき，数理モデル(4.1)は，以下のような線形微分方程式で表される：

$$\frac{dV(t)}{dt} = (1-\epsilon)pI(0) - cV(t). \tag{4.2}$$

従って，IFN-α投与開始後2日間の血漿中のウイルス感染ダイナミクスは，

$$V(t) = V(0)\{1-\epsilon+\epsilon e^{-c(t-t_0)}\} \qquad (t > t_0) \tag{4.3}$$

という近似式で記述することができる．ここで，ウイルスRNA量の減衰は，

時刻 t_0 から始まると仮定しており，データから観測される約 8〜9 時間の遅れに対応している[4)]．近似式 (4.3) は，IFN-α 投与開始後のウイルス RNA 量が傾き c で減衰し，$(1-\epsilon)V(0)$ という一定の値に近づいていくことを示している．すなわち，IFN-α によるウイルス産生阻害率が 100% であれば，ウイルス量は減少し続けるが，阻害率が 100% に満たなければ，ウイルス量は治療前の $(1-\epsilon)$ 倍までしか減少しないことを予測しているのである．

IFN-α 投与開始後 2 日間の感染者生体内における HCV の感染ダイナミクスを定量化するために，単剤治療下におけるウイルス RNA 量の時系列データから，近似式 (4.3) のパラメーター t_0，c と ϵ，初期値 $V(0)$ を推定していく．図 4.4 の黒線は，最適なパラメーターを用いて計算した近似式 (4.3) による IFN-α 単剤治療下における 2 日間の血漿中の HCV 感染ダイナミクスである．

慢性感染期における HCV 粒子の感染ダイナミクス

患者 1-H，2-D，3-D において推定されたウイルス粒子の除去率は，それぞれ $c = 8.38$，6.87，4.92（day^{-1}）であり，慢性感染期におけるウイルス粒子の半減期が 2.0，2.4，3.4 時間であることに対応している．興味深いことに，これらの結果は，IFN-α 投与量とウイルス粒子の除去率には相関がないことを意味している．つまり，ウイルス RNA 量減衰時における第 1 相の急な傾きが IFN-α 投与量に依存する理由は，ウイルス粒子の除去率ではなく，感染肝細胞のウイルス産生阻害率 ϵ に起因していることが分かる．実際に，患者 1-H，2-D，3-D において推定されたウイルス産生阻害率は，それぞれ $\epsilon = 76$，94，99（%）であり，IFN-α 投与量に強く依存している．また，IFN-α 投与 2 日後の血漿中のウイルス RNA 量は，近似式 (4.3) により予測される $(1-\epsilon)V(0)$ の値とよく一致している．さらに，前節で説明した HIV 感染者生体内における 1 日当たりの総ウイルス産生量を計算する方法を用いれば，慢性感染期の HCV 感染者におけるそれらの総ウイルス量の平均値は，2.51×10^{11} RNA copies/ml と推定される[5)]．このように慢性感染期の HCV 感染者における総ウイルス産生量は，

---

4) *Neumann AU. et al.* による論文 [156] では，IFN-α 投与後，血漿中のウイルス RNA 量が減衰するまでの約 8〜9 時間の遅れは，IFN-α の薬物動態学/薬力学的な作用と HCV の複製サイクルに由来する特徴が混在して反映された結果だと考えられている．

5) この値は，*Neumann AU. et al.* による論文 [156] で推定されている合計 23 人の HCV 感

HIV感染者におけるそれと同様に，高い値になっている．従って，これらの解析により，HCVが極めて多様な“準種”をもつ理由が明らかになり，また，抗ウイルス治療に適応した変異ウイルスが急速に出現することが示唆された．実際，IFN-α治療の有効率がHCV準種の多様性と血漿中のウイルス量に相関があることが報告されている [168].

IFN-α単独治療における臨床データの数理モデルによる解析 (II)

治療開始後2日目以降の臨床データを解析する場合，前節で用いた数理モデル (4.2) のように，2〜3日以上の長い期間にわたり感染肝細胞の死亡率を無視することはできない．しかしながら，非感染肝細胞のターンオーバーは比較的小さいことより，これらの細胞数が2週間のIFN-α治療において一定である ($T(t) = T(0) = \delta c/p\beta$) と仮定できる．このとき，数理モデル (4.1) は，以下のような線形微分方程式で表される：

$$\begin{aligned}\frac{dI(t)}{dt} &= \beta T(0)V(t) - \delta I(t),\\ \frac{dV(t)}{dt} &= (1-\epsilon)pI(t) - cV(t).\end{aligned} \tag{4.4}$$

従って，IFN-α治療下における血漿中のウイルス感染ダイナミクスは，

$$V(t) = V(0)\left\{\frac{\epsilon c - \lambda_2}{\lambda_1 - \lambda_2}e^{-\lambda_1(t-t_0)} + \left(1 - \frac{\epsilon c - \lambda_2}{\lambda_1 - \lambda_2}\right)e^{-\lambda_2(t-t_0)}\right\} \qquad (t > t_0) \tag{4.5}$$

という近似式で記述することができる[6)]．ここで，λ_1とλ_2は，以下のように表される：

$$\lambda_1 = \frac{(\delta + c) + \sqrt{(\delta - c)^2 + 4(1-\epsilon)\delta c}}{2},$$

$$\lambda_2 = \frac{(\delta + c) - \sqrt{(\delta - c)^2 + 4(1-\epsilon)\delta c}}{2}.$$

2週間にわたるIFN-α治療下の感染者生体内におけるHCVの感染ダイナミクスを定量化するために，単剤治療下におけるウイルスRNA量の時系列デー

染者の総ウイルス産生量の平均値1.3×10^{12} RNA copies/mlよりも小さくなっている．

6) 数理モデル (4.4) から近似式 (4.5) を導出する方法は，前章で詳しく説明した解析解 (2.19) の導出を参考にされたい．

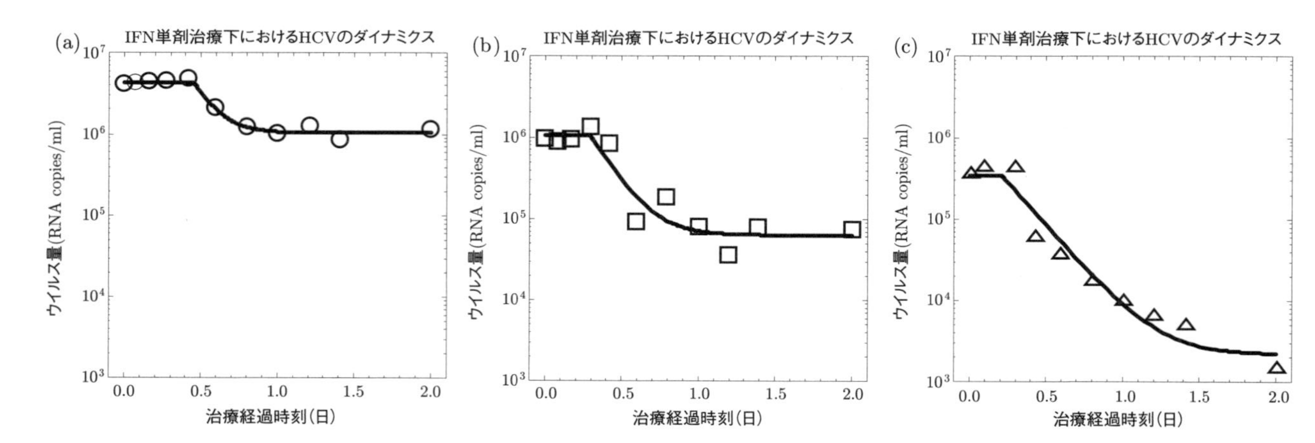

図 4.4　投与量の異なるIFN-α単独治療下における血漿中のHCV RNA量の解析(I)：図(a)(b)(c)中の太線は，毎日のIFN-α投与量がそれぞれ5 mlU + 5 mlU，5 mlU + 10 mlU，5 mlU + 15 mlUである患者1-H（○印），2-D（□印），3-D（△印）におけるIFN-α治療開始後2日間のウイルス粒子の感染ダイナミクスを表している．非線形最小二乗法により推定した最適なパラメーターは，(a) $t_0 = 10.8$（hours），$c = 8.38$（day^{-1}），$\epsilon = 0.76$，$V(0) = 4.31 \times 10^6$（RNA copies/ml），(b) $t_0 = 7.00$（hours），$c = 6.87$（day^{-1}），$\epsilon = 0.94$，$V(0) = 1.06 \times 10^6$（RNA copies/ml），(c) $t_0 = 5.00$（hours），$c = 4.92$（day^{-1}），$\epsilon = 0.99$，$V(0) = 0.35 \times 10^6$（RNA copies/ml）である．

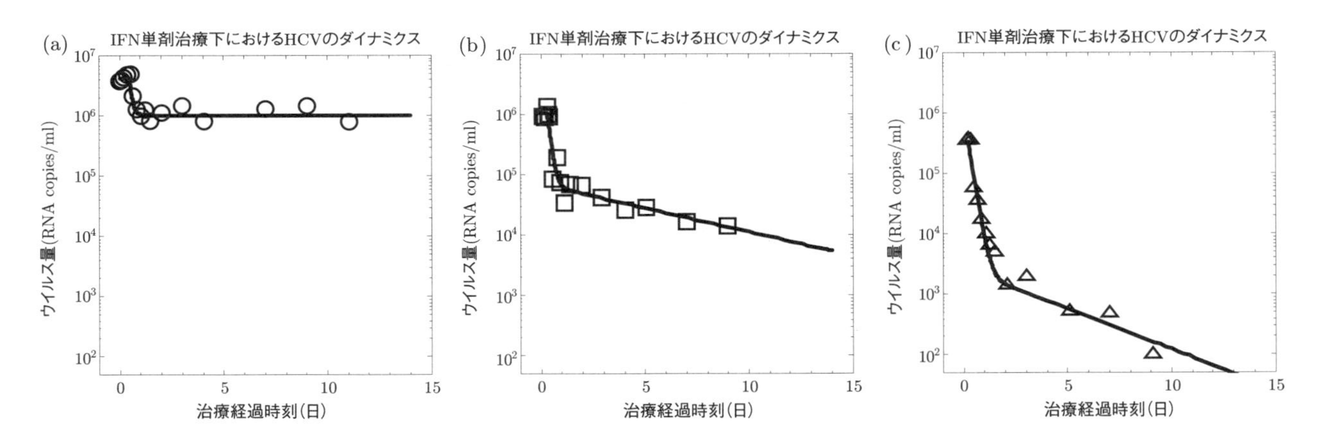

図 4.5 投与量の異なるIFN-α単独治療下における血漿中のHCV RNA量の解析 (II)：図 (a)(b)(c) 中の太線は，毎日のIFN-α投与量がそれぞれ5 mlU + 5 mlU，5 mlU + 10 mlU，5 mlU + 15 mlUである患者1-H（○印），2-D（□印），3-D（△印）におけるIFN-α治療開始後14日間のウイルス粒子の感染ダイナミクスを表している．非線形最小二乗法により推定した最適なパラメーターは，(a) $\delta = 0.00$ (day^{-1})，(b) $\delta = 0.20$ (day^{-1})，(c) $\delta = 0.31$ (day^{-1}) である．ここで，パラメーターt_0，c，ϵと初期値$V(0)$は，近似式 (4.3) を用いて推定した値を用いている．

タから，近似式(4.5)のパラメーターδを推定していく．また，パラメーターt_0, c, ϵと初期値$V(0)$は，近似式(4.3)を用いて推定した値を仮定する．図4.5の黒線は，最適なパラメーターを用いて計算した近似式(4.5)によるIFN-α単剤治療下における14日間の血漿中のHCV感染ダイナミクスである．

慢性感染期におけるウイルス産生感染肝細胞の感染ダイナミクス

患者1-H，2-D，3-Dにおいて推定されたウイルス産生感染肝細胞の死亡率は，それぞれ$\delta = 0$ (< 0.01)，0.20，0.31（day^{-1}）であり，慢性感染期における感染肝細胞の半減期が∞ (> 70)，3.5，2.2日であることに対応している．つまり，ウイルスRNA量減衰時における第2相の緩やかな傾きは，これらの死亡率δに起因していることが分かる．*Neumann AU. et al.*による論文[156]では，合計23人のHCV感染者における感染肝細胞の死亡率が推定されているが，それらの値にはかなりのばらつきがある．HCVは細胞変性を惹起しにくいウイルスであることより，細胞障害性T細胞による感染細胞の破壊が感染肝細胞死亡の主な原因であると仮定すれば，これらのばらついた死亡率は，HCVに対する細胞性免疫応答の違いが反映された結果と考えられる．実際，いくつかの論文では，感染肝細胞の死亡率と治療前の血清ALT値に正の相関があることが報告されている[82, 155, 156]．また，興味深いことに，感染肝細胞の死亡率は，治療前のウイルスRNA量と負の相関をもち，IFN-α治療の有効率と正の相関をもつことも知られている．これは，感染肝細胞の破壊を促進するような免疫反応が血漿中のウイルスRNA量を低く保つために重要な役割を果たすことを示唆している．

まとめ

*Neumann AU. et al.*による論文[156]では，慢性感染期のHCV感染者に対するIFN-α単独治療において，血漿中のウイルスRNA量の減衰が，極めて急な傾きをもつ第1相と比較的緩やかな傾きをもつ第2相に分離することを報告している[7]．さらに，彼らは，これらの慢性感染期のHCV感

---

[7] *Dahari H. et al.*による論文[35]では，抗HCV治療を受けた患者の中には，血漿中のウイルスRNA量の減衰が急な傾きをもつ第1相，ほとんど変化しない第2相，そして，比較

染者に対する IFN-α 単独治療の臨床データを用いて，ウイルス粒子とウイルス産生感染肝細胞の感染ダイナミクスを定量化した．本節では，論文[156]中の典型的な3名の患者1-H，2-D，3-Dの単剤治療における血漿中のウイルス RNA 量を用いて，IFN-α の作用機序が感染肝細胞のウイルス産生阻害であると仮定したときに，HCV 粒子の半減期が，それぞれ2.0，2.4，3.4時間，感染肝細胞の半減期が，それぞれ ∞ (> 70)，3.5，2.2日であることを示した．そして，ウイルス RNA 量減衰時における第1相の急な傾きがウイルス粒子の除去率 c と感染肝細胞のウイルス産生阻害率 ϵ を反映していること及び第2相における緩やかな傾きが感染肝細胞の死亡率 δ とウイルス産生阻害率 ϵ を反映していることを導いた．また，ウイルス産生阻害率 ϵ が IFN-α 投与量依存的な第1相の変化を決定し，ばらつきのある感染肝細胞の死亡率 δ が HCV に対する細胞性免疫応答の違いを示唆していることも説明した．これらの解析から，IFN-α 治療におけるウイルス RNA 量減衰時の第1相と第2相の変化が，本治療の有効率を達成するために極めて重要であることが示唆される．なぜならば，第1相の変化が大きくないことは，IFN-α 治療が感染肝細胞のウイルス産生を十分に阻害できていないことを示唆し，第2相の傾きが急でないことは，抗 HCV 細胞性免疫が感染肝細胞を効率よく破壊できていないことを示唆するからである．さらに，HIV 感染者と同様，慢性感染期の HCV 感染者における日々の総産生ウイルス量の平均値が 2.51×10^{11} RNA copies/ml と極めて大きなターンオーバーであることより，薬剤耐性ウイルスの出現頻度も高くなり得ることが示された．実際，*Rong L. et al.* による論文[185]では，テラプレビルと呼ばれる HCV のプロテアーゼ阻害薬を単剤で用いた臨床データを数理モデルで解析した結果，治療開始約2日後には，感染者生体内における全ウイルス量の5〜20% に相当するウイルスが薬剤耐性変異を獲得していることを報告している[8)]．一方，同様の解析により，慢性感染

的緩やかな傾きをもつ第3相に分離する場合があることを報告している．彼らは，このようなウイルス RNA 量の減衰が3相に分かれる現象を，肝臓細胞が恒常性を維持するために増殖することを考慮した数理モデルにより説明している．

8) 欧米では主に流行しているのは遺伝子型 1a HCV であり，このウイルスはテラプレビルに

期のB型肝炎ウイルス感染者においてもウイルスのターンオーバーが極めて大きいことが明らかになり，伝統的に行われてきた単剤治療の危険性が議論され始めている [36, 150]．このように，感染者生体内における様々なウイルス感染ダイナミクスを定量化することで，ウイルスを完全に駆逐するために最適な治療戦略をデザインできるようになるのである．

また，本節で説明してきた臨床試験に加え，近年の（特に，日本の）肝炎ウイルス研究では，培養細胞を用いたHCVの感染系が確立された．加えて，重度複合免疫不全（severe combined immunodeficient；SCID）マウスにヒト肝臓を移植したヒト肝臓キメラマウスに肝炎ウイルスを感染させる技術が確立し，様々な実験解析が可能になってきた [100, 212]．これらの実験科学的な解析手法の発展に伴い，今後は，HCVの感染・複製メカニズムや新規・既存の薬剤がもつ抗ウイルス効果等をより詳細に調べることが可能になると予想される．従って，さらに複雑な細胞内におけるウイルス複製ダイナミクスを記述する数理モデルや細胞間・細胞内におけるウイルス感染ダイナミクスを統合的に記述する数理モデルを開発し，得られた実験データから未知のウイルス感染ダイナミクスを定量化することが重要になってくる [34, 37, 153, 154]．

コラム　C型肝炎ウイルス（HCV）

国立感染症研究所ウイルス第二部　渡士幸一

C型肝炎ウイルス（HCV）は1989年に非A非B肝炎の原因ウイルスとしてクローニングされた [23]．ウイルス学的にその後の数年間はウイルスゲノムの配列，構造，タンパク質産生機構などの解析が進み，さらにはウイルスタンパク質の機能，これらが細胞に引き起こす病原性発症機構などが主に解析された．しかし，当初ウイルス感染増殖系が確立されなかった

対して早期に耐性を獲得することが知られている．一方，日本で主に流行しているのは遺伝子型1b HCVであり，このウイルスはテラプレビルに対する耐性を獲得しにくいために，日本におけるテラプレビルを用いた治療成績は非常に良いことが分かってきた．これは，ウイルスの遺伝子型間での薬剤耐性獲得に対する遺伝的バリアーが全く異なることに由来している．

ことから，いわゆるウイルス生活環に関する解析はほとんどなされなかった．1999年に培養細胞でHCVゲノム複製が再現できるサブゲノムレプリコンシステムが開発されると[126]，宿主細胞内でのゲノム複製機構，長期培養に応じてHCV RNAがより高効率複製を獲得する適応変異の解析，ゲノム複製を抑制する抗HCV剤の同定などの研究が急速に押し進められた[9, 90]．2005年には感染性HCV粒子産生・感染系が確立されるに至り，HCV生活環の全てが培養細胞を用いて解析可能となり，吸着・侵入などの初期過程，ウイルス会合・放出などの後期過程に関しても盛んに研究がなされるようになった（図4.6）[124, 212, 228]．

このような研究の流れと平行し，感染レセプターは様々な方法により同定され，1998年に発表されたCD81を皮切りに，LDLレセプター，SR-BI，claudin-1，occludinなどが報告されている[59, 174, 175, 195, 220]．また抗HCV剤開発に関しては，当初よりNS3プロテアーゼおよびNS5Bポリメラーゼを標的としたものが試験管内のリコンビナント酵素を用いて探索されていた[186]．同定開発に長い期間を経たものの2011年にはプロテアーゼ阻害剤2剤が認可されるに至り，2013年には第2世代プロテアーゼ阻害剤が利用可能となった[87]．また，サブゲノムレプリコンシステムを用いた解析からはNS5A阻害剤，さらにはシクロフィリンやmiRNA-122などウイルス複製に必須な宿主因子を標的としたユニークな系統の抗HCV剤も発見され，臨床開発が行われている[211]．実験動物を用いた生体内感染実験に関しては，従来よりチンパンジーがHCVに感染することが知られていたが，2001年にuPA TG/SCIDマウスにヒト肝細胞を移植したヒト肝免疫不全マウスがHCV感染を再現できることが報告された[139]．このようにこれまでウイルスRNAやタンパク質，病原性発現機構，ウイルス生活環メカニズム，抗HCV剤，感染動物モデル構築に関する各解析が積極的に行われてきた．今後はこれらの観点に関する解析を従来通り押し進めるとともに，新たな実験系の構築や数理科学研究の解析手法を導入することでこれまでとは異なった観点の研究を進める必要がある．

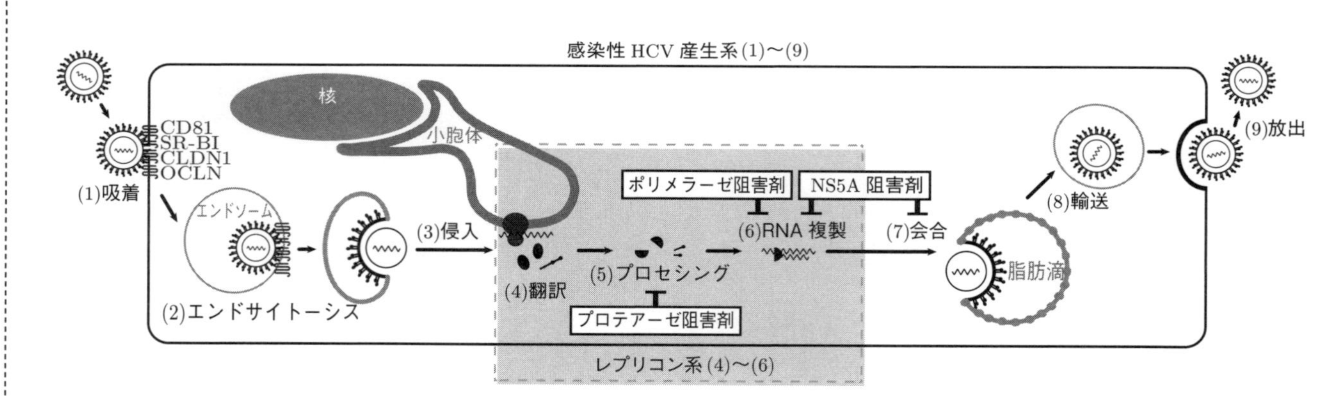

図 4.6　HCVの生活環およびHCV研究：HCVは吸着，侵入，翻訳，プロセシング，RNA複製，会合，輸送，放出を含む生活環を経て増殖する．HCVレプリコン系はこのうち翻訳からRNA複製を再現し，感染性HCV産生系はこの全ての生活環を評価できる．これまでCD81，SR-BI，claud:in-1，occludinなどがHCV感染受容体として報告されており，また，これらの実験系を用いてプロテアーゼ阻害剤，ポリメラーゼ阻害剤，NS5A阻害剤，宿主標的阻害剤などが開発された，あるいは開発中である．

4.2 多剤併用治療下における HCV の感染ダイナミクス

リバビリンは，1972 年に合成された核酸アナログであり，RNA 及び DNA ウイルスに対して幅広い抗ウイルス活性を示すことが報告されている．日本では，単独で抗ウイルス剤として使用されることはないが，欧米では呼吸器感染症などに対して臨床で使用されている．また，1990 年代の中頃には，米国ならびに欧州にてリバビリンの C 型肝炎に対する単独治療効果が検討された．これらの治験では，ALT 値の改善効果は認められたが，ウイルス陰性化や肝組織の改善は認められなかった [56, 166, 229]．しかしながら，1998 年になって，IFN-α とリバビリンを併用することにより IFN-α 単剤治療に比べて，有効率が 2 倍以上に向上するという驚くべき成績が次々と報告された [132, 137]．本国において，IFN-α とリバビリンの併用治療は 2001 年に，PEG-IFN とリバビリンの併用療法は 2004 年以降に認可され，長らく C 型肝炎に対する抗ウイルス治療の標準的な治療法であった [207]．

このように，PEG-IFN とリバビリンの併用治療は，C 型肝炎に対する治療効果を格段に向上させたが，リバビリンが IFN だけではなく現在開発中あるいはすでに認可されたプロテアーゼ阻害剤などの抗 HCV 剤との併用によってもその薬効を高められるかどうかを知るためにも，リバビリンが従来の IFN-α（もしくは，PEG-IFN）単独投与の効果を飛躍的に改善したメカニズムを知ることが重要である．*Dixit NM. et al.* による論文 [52] では，このような IFN-α とリバビリンの併用治療を受けた慢性感染期の HCV 感染者における臨床データを用いて，HCV の生体内感染ダイナミクスを定量化することで，リバビリンの IFN-α 治療に対する相乗効果を説明し，その作用機序を予測した．また，様々な臨床試験で報告されていた，一見対立するように見えるリバビリンの治療効果についても定量的な統一的見解を与えた．以下では，論文 [52] で報告されている HCV 感染者に対する IFN-α とリバビリンを用いた臨床実験とそれらの解析から定量化された生体内の HCV 感染ダイナミクスを概説していく．

慢性感染期の HCV 感染者に対する IFN-α とリバビリンの併用治療

リバビリンの単剤治療では，ウイルス RNA 量が減衰しない，もしくは，投与後の一過性の減衰が見られる程度であるが，IFN 単独治療の無効例，または，再燃例のC型肝炎患者に対してもIFN-αとリバビリンの併用治療では，そのウイルスRNA量の陰性効果やALT改善効果の持続性に優れていることが報告されている [132, 137, 207]．これらの併用治療においては，IFN-αの単独治療時と同様に，血漿中のウイルスRNA量が多階相的に減衰していくことが観測されている [52, 80, 122]．また，日々のIFN-α投与量が多く，極めて効果的に第1相のウイルスRNA量が減少する患者群においては，これらの減衰率に対するリバビリンの効果がほとんど観測されない一方で，IFN-αによる第1相のウイルスRNA量の減衰が比較的緩やかな患者群においては，リバビリンによる効果がウイルスRNA量減衰の第1相ではなく第2相に顕著に現れることが報告されている [80]．さらに，別の臨床試験では，IFN-α投与量が少ないときは，リバビリンが第2相のウイルスRNA量の減衰率をIFN-α投与量依存的に促進するが，IFN-α投与量が多くなるとリバビリンによる効果が観測できなくなることも確認されている [122, 166]．このようにIFN-α治療におけるリバビリンの作用機序は，上述の様々な対立した報告を受け，当時，よく理解されていなかった．

Dixit NM. et al. による論文 [52] では，1日当たり10 mlUのIFN-αと体重に応じたリバビリンを1か月にわたり投与された17人の1型HCV感染者（白人8人，アフリカ系アメリカ人9人）の血漿中ウイルスRNA量の時系列データを用いている．これらの治験データは，*Layden-Almer JE. et al.* による論文 [122] で報告された人種の違いによる治療効果の差を調べるために行われた臨床試験の一部から得られたものである．治療前の血漿中のウイルスRNA量は，平均 10.4×10^6（RNA copies/ml）であり，全ての患者において，治療開始後約10時間の遅れを経た後，約2日目までの血漿中のウイルスRNA量の著しい減少（第1相），及び，28日目までのウイルスRNA量の緩やかな減少（第2相）が観測されている．表4.2は，*Dixit NM. et al.* による論文 [52] で報告されている典型的な患者18（白人）と患者35（アフリカ系アメリカ人）の血漿1 ml中のHCV RNAコピー数である[9]．図4.7の(a)(b)は，それぞれ，患者18と患者35の治療開始後28日間において測定された，血漿1 ml中のウイルスRNA量の時系列データである．今後は，これら28日間のウイルスRNA量を

---

[9] 表4.2における数値は，論文 [52] の図2から筆者らが抽出・改変した値である．従って，論文 [52] で用いられている実際の数値とは少し異なることに注意したい．

表 4.2 2名の慢性感染期のHCV感染者におけるIFN-αとリバビリンの併用治療の臨床データ：表中のデータは，血漿1 ml中のHCV RNAコピー数で与えられている（すなわち，RNA copies/mlが単位である）．データは，*Dixit NM. et al.*による論文[52]の図2から筆者らが抽出・改変した値である．

患者	治療経過時刻（日）：ウイルス量											
	0	0.25	0.375	0.5	0.75	1	1.25	2	3	7	14	28
18	7.52×10^6	4.98×10^6	4.11×10^6	3.09×10^6	8.16×10^5	4.33×10^5	3.05×10^5	9.75×10^4	7.81×10^4	3.42×10^4	7.71×10^3	1.94×10^2
35	3.41×10^5	4.14×10^5	3.55×10^5	2.61×10^5	2.42×10^5	1.36×10^5	1.85×10^5	1.71×10^5	2.51×10^5	6.07×10^4	1.36×10^4	4.47×10^3

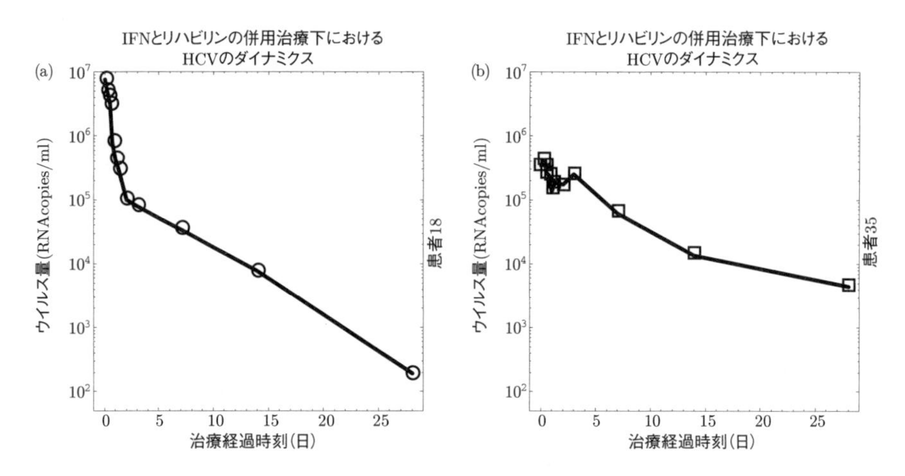

図 4.7　IFN-α とリバビリンの併用治療下における血漿中の HCV RNA 量の時系列ダイナミクス：図 (a) 患者 18 と (b) 患者 35 は，1 日当たり 10 mlU の IFN-α と体重に応じたリバビリンを 1 か月にわたり投与された 17 人の 1 型 HCV 感染者（白人 8 人，アフリカ系アメリカ人 9 人）における典型的な例である．データは，*Dixit NM. et al.* による論文 [52] の図 2 から筆者らが抽出・改変した値である．

用いて解析していくことにする．

数理モデルによるリバビリン併用効果の予測

プリンヌクレオシドアナログであるリバビリンは，細胞内でリン酸化され，複製されている RNA ウイルスに取り込まれる．その結果，新規産生ウイルスの変異頻度が増加し，感染性を減少させる作用がある [32, 33, 52]．従って，リバビリン投与中に新規産生されたウイルスの一部は，非感染性になると仮定できる．このとき，IFN-α とリバビリンの併用治療下におけるウイルス感染ダイナミクスは，IFN-α 単独治療下における数理モデル (4.1) を改良した以下の数理モデルで記述できる：

$$
\begin{aligned}
\frac{dT(t)}{dt} &= \lambda - dT(t) - \beta T(t)V_W(t), \\
\frac{dI(t)}{dt} &= \beta T(t)V_W(t) - \delta I(t), \\
\frac{dV_W(t)}{dt} &= (1-\rho)(1-\epsilon)pI(t) - cV_W(t), \\
\frac{dV_{RBV}(t)}{dt} &= \rho(1-\epsilon)pI(t) - cV_{RBV}(t).
\end{aligned}
\tag{4.6}
$$

ここで，$T(t)$ と $I(t)$ は，それぞれ，非感染肝細胞数とウイルス産生を行っている感染肝細胞数，$V_W(t)$ と $V_{RBV}(t)$ は，それぞれ，リバビリンの影響を受けていない感染性のウイルス粒子とリバビリンの影響を受けた非感染性のウイルス粒子の RNA 量を表している（観測される血漿中のウイルス RNA 量は，$V(t) = V_W(t) + V_{RBV}(t)$ である）．また，パラメーター ρ と ϵ は，それぞれ，リバビリンと IFN-α による抗ウイルス効果を表しており，数理モデル (4.6) において $\rho = 0$ かつ $\epsilon > 0$ のときは IFN-α の単剤治療下における数理モデル，$\rho > 0$ かつ $\epsilon = 0$ のときはリバビリンの単剤治療下における数理モデルに対応していることに注意する．

Dixit NM. et al. は，論文 [52] で IFN-α とリバビリンの併用治療下における血漿中のウイルス RNA 量の時系列データを解析する数理モデル (4.6) の振る舞いから，リバビリンが IFN-α 治療を改善するメカニズムを以下のように説明した：図 4.8(a)(b) は，数理モデル (4.6) から計算される血漿中のウイルス RNA 量減衰の様子である．ここで，ウイルス産生を行っている感染肝細胞の死亡率は，過去に推定されている範囲から $\delta = 0.01$，0.14，0.4（day^{-1}）という値を用いている [80, 122, 156]．さらに，血漿中へのリバビリンの緩やかな蓄積を表すために，リバビリンによる抗ウイルス効果を $\rho = \rho_m(1 - e^{-t/t_a})$ とした．パラメーター ρ_m と t_a は，それぞれ，リバビリンの最大抗ウイルス効果と蓄積時間定数である．このとき，抗ウイルス効果は，投与開始直後の $\rho = 0$ から約 28 日後には漸近的な値 $\rho = \rho_m$ まで増加する．また，IFN-α による抗ウイルス効果は一定であるとし，図 4.8(a)(b) において，それぞれ $\epsilon = 0.95$ と 0.5 を仮定した．ウイルス RNA 量 $V(t) = V_W(t) + V_{RBV}(t)$ は，治療開始から約 1〜2 日間著しく（第 1 相）減少し，その後，治療期間を通して緩やかに（第 2 相）減少していく．興味深いことに，IFN-α による抗ウイルス効果 ϵ が高ければ，リバ

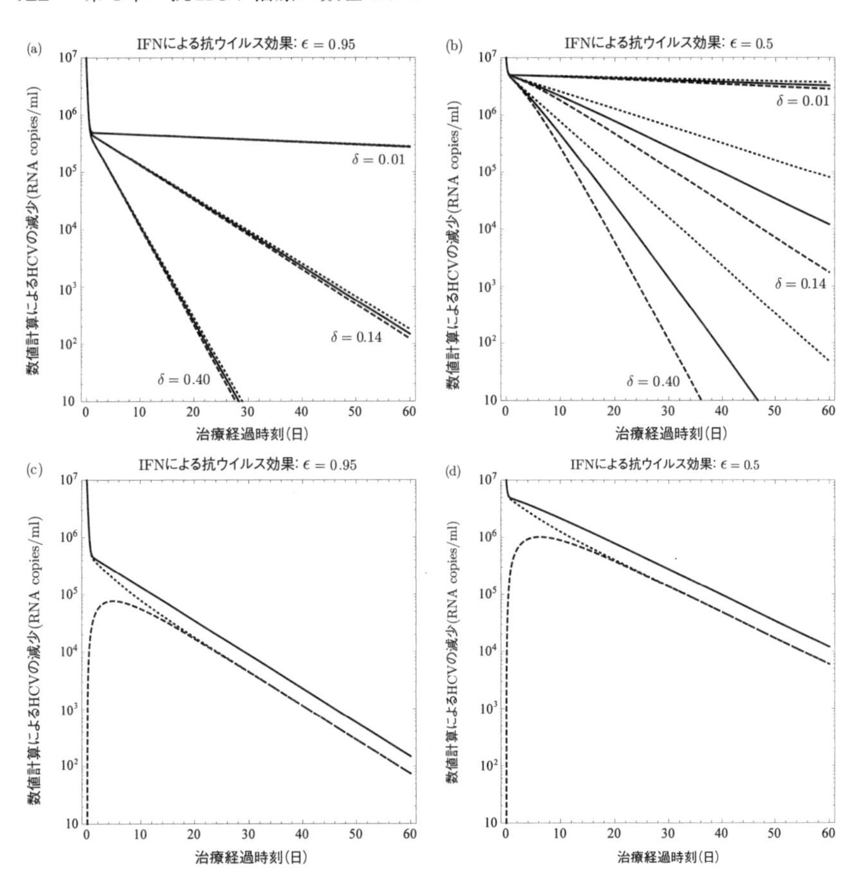

図 4.8　リバビリンの作用機序から予測される HCV RNA コピー数の減少ダイナミクス：図中の曲線は，数理モデル (4.6) により計算される IFN-α とリバビリンの併用治療開始後のウイルス RNA 量（すなわち，$V_W(t) + V_{RBV}(t)$）の減少量を表している．図 (a)(b) では，それぞれ，IFN-α 投与による抗ウイルス効果を $\epsilon = 0.95$ と $\epsilon = 0.5$ と仮定している．さらに，リバビリンの最大抗ウイルス効果は，$\rho_m = 1$（点線），0.5（実線），0（破線）の場合を考えている．ウイルスの除去率を $c = 6.2$ (day^{-1})，治療開始前のウイルス RNA 量を $V(0) = 10^7$（RNA copies/ml）と固定し，異なる感染肝細胞の死亡率 $\delta = 0.01$，0.14，0.4（day^{-1}）を仮定する．ここで，治療期間中の非感染肝細胞数が治療開始前の値（$T(t) = T(0) = \delta c/p\beta$）を維持しているとすれば，ウイルス産生率 p を決める必要がないことに注意しておく．これは，数理モデル (4.6) において，初期値 $pI(0) = cV_W(0) = cV(0)$ である $pI(t)$ の微分方程式を考えることができるからである．また，図 (c)(d) に $\delta = 0.14$ (day^{-1}) と $\rho_m = 0.5$ のときのみ，ウイルス RNA 量中のリバビリンの影響を受けていない感染性のウイルス粒子 $V_W(t)$（点線）とリバビリンの影響を受けた非感染性のウイルス粒子 $V_{RBV}(t)$（破線）の分布を計算している．

ビリンによる抗ウイルス効果は，ウイルスRNA量減衰に影響を与えないことが示唆される．図4.8(a)より，治療開始2か月後，リバビリンの最大抗ウイルス効果が$\rho_m = 0$と$\rho_m = 1$の場合を比べても，ウイルスRNA量の違いがわずかしかないことが分かる．しかしながら，リバビリンの影響により感染性ウイルス粒子のRNA量($V_W(t)$)と非感染性ウイルス粒子のRNA量($V_{RBV}(t)$)の分布は異なっている．例えば，図4.8(c)より最大抗ウイルス効果が$\rho_m = 0.5$で感染肝細胞の死亡率が$\delta = 0.14$（day^{-1}）のとき，治療開始後20日目までに約半分のウイルス粒子が非感染性になることが分かる（点線：感染性ウイルス粒子のRNA量，破線：非感染性ウイルス粒子のRNA量）．一方，IFN-αによる抗ウイルス効果が低ければ，リバビリンによる抗ウイルス効果は，ウイルスRNA量減衰に多大な影響を与えることが示唆される．図4.8(b)より，感染肝細胞の死亡率が$\delta = 0.14$（day^{-1}）のとき，治療開始2か月後，リバビリンの最大抗ウイルス効果が$\rho_m = 0$と$\rho_m = 1$の場合を比べると，ウイルスRNA量の違いが約100倍異なっていることが分かる．これらの違いは，感染肝細胞の死亡率δが増加するにつれて促進され，また，ウイルスRNA量減衰の第2相全体を通して確認される．図4.8(d)は，$\rho_m = 0.5$の場合の$V_W(t)$と$V_{RBV}(t)$の分布を示している．

次に，このようなIFN-αの抗ウイルス効果ϵに依存したリバビリンの影響を調べるために，ウイルスRNA量減衰の第2相について詳細に解析していく．この第2相ではウイルス産生量とウイルス除去量が準定常状態（$(1-\rho)(1-\epsilon)pI(0) = cV_W(0)$と$\rho(1-\epsilon)pI(0) = cV_{RBV}(0)$）でありかつ治療期間中の非感染肝細胞数が治療開始前の値（$T(t) = T(0) = \delta c/p\beta$）を維持していると仮定する．数理モデル(4.6)の第2式をこの仮定の下，$I(t)$について解くと$I(t) = I(0)e^{-\delta(\epsilon+\rho-\epsilon\rho)t}$が得られる．これから$V_W(t)$と$V_{RBV}(t)$を求め$V(t) = V_W(t) + V_{RBV}(t)$を計算すると以下の関係を導くことができる：

$$V(t) = V(0)(1-\epsilon)e^{-\delta(\epsilon+\rho-\epsilon\rho)t}. \tag{4.7}$$

ここで，$V(0)$は治療開始前のウイルスRNA量を表していることより，$pI(0) = cV(0)$という関係を用いた．従って，IFN-αとリバビリンの併用治療下におけるウイルスRNA量減衰の第2相の傾きは$\delta(\epsilon+\rho-\epsilon\rho)$であることより，IFN-$\alpha$単剤治療下（$\rho = 0$）における第2相の傾き$\delta\epsilon$との差は$\Delta = \delta\rho(1-\epsilon)$と計算できる．$\epsilon \approx 1$ ならば $\Delta \approx 0$ であることより，IFN-α による抗ウイルス効果が高いときリバビリンによる第2相の傾きへの影響は極めて小さくなることが分かる[10)]．また，IFN-α による抗ウイルス効果が弱くなるにつれて（すなわち，ϵ が小さくなるにつれて），Δ が大きくなり第2相の傾きへのリバビリンの影響が促進されることが確認できる．一方，第1相ではウイルス RNA 量が $\epsilon V(0)$ だけ減少することが示されており [156]，これらの値はリバビリンによる抗ウイルス効果 ρ に無関係なことが分かる．このように数理モデル (4.6) から得られる関係式 (4.7) により，前述の様々な臨床試験で報告されていた一見対立するように見える IFN-α 治療に対するリバビリンの治療効果を矛盾なく説明することができる[11)]．

IFN-α とリバビリンの併用治療における臨床データの数理モデルによる解析

慢性感染期の感染者における HCV の感染ダイナミクスを定量化するために，IFN-α とリバビリンの併用治療の臨床データを数理モデル (4.6) を用いて解析していく．治療開始後，薬物動態学/薬力学的な作用と HCV の複製サイクルに由来する特徴が混在して反映された結果，数時間の遅れ t_0 を経て，血漿中のウイルス RNA 量が減衰し始める．IFN-α 単剤治療時と同様に，ウイルス粒子の除去率 c と IFN-α による感染肝細胞のウイルス産生阻害率 ϵ がウイルス RNA 量減衰の第1相の傾きを反映していることに注意すれば，治療開始後2日目までのウイルス RNA 量の時系列データよりパラメーター t_0，c，ϵ とウイルス RNA 量の初期値 $V(0)$ が決定される．一方，ウイルス RNA 量減衰の第2相の傾きは，IFN-α によるウイルス産生阻害率 ϵ，リバビリンによる最大抗ウイルス効果 ρ_m と感染肝細胞の死亡率 δ が組み合わさることで決まっている．特に，パラメーター ρ_m と δ は，さらに補助的な情報がない限り独立して推定することができない．しかしながら，パラメーター ρ_m が0から1の範囲をとることに注意すれば，パラメーター δ が $\delta_{\min} < \delta < \delta_{\max}$ の範囲にあることが

---

10) しかし，リバビリンの効果により頻度 ρ のウイルス粒子が非感染性になっていることに注意する．

11) 数理モデル (4.6) は，リバビリンの HCV に対する別の有力な作用機序と考えられていた“免疫変調”が主なメカニズムでないことも示唆している [120]．図 4.8 より，免疫変調効果が主な作用機序であれば，IFN-α の抗ウイルス効果 ϵ に無関係に感染肝細胞の死亡率 δ が増加し，第2相の傾きを促進させることが予測されるが，これは臨床試験での報告に矛盾している．

分かる．ここで，$\delta_{\min}$ と $\delta_{\max}$ は，それぞれ $\rho_m = 1$ と $\rho_m = 0$ を仮定したときに，治療開始後 2 日目以降のウイルス RNA 量の時系列データより決定される．

従って，治療開始時のウイルス RNA 量 $V(0)$ と感染肝細胞数 $I(0)$ は，それぞれの治療開始前の定常状態の値とし，さらに，治療期間にわたり非感染肝細胞数 $T(0)$ は，治療開始前の値を維持している（すなわち，$V_W(0) = V(0)$，$V_{RBV}(0) = 0$，$I(0) = cV(0)/p$ かつ $T(t) = T(0) = \delta c/p\beta$）と仮定すれば，以下のように $\rho_m = 1$ 及び $\rho_m = 0$ としたときの数理モデル (4.6) のパラメーターを推定することができる：$\rho_m = 1$ のとき，すなわち，リバビリンによる抗ウイルス効果が完全なとき，数理モデル (4.6) は，慢性感染期の HIV-1 感染者に対するプロテアーゼ阻害薬単剤治療時の数理モデル (3.4) に一致することより，解析解 (3.5) を用いてウイルス RNA 量の時系列データからパラメーター δ の下限 $\delta_{\min}$ 及び t_0，c，ϵ とウイルス RNA 量の初期値 $V(0)$ を計算することができる．また，$\rho_m = 0$ のとき，すなわち，リバビリンによる抗ウイルス効果がないとき，数理モデル (4.6) は，IFN-α 単剤治療時の数理モデル (4.4) に一致することより，解析解 (4.5) を用いてウイルス RNA 量の時系列データからパラメーター δ の上限 $\delta_{\max}$ 及び t_0，c，ϵ とウイルス RNA 量の初期値 $V(0)$ を計算することができる．図 4.9(a)(b) の実線と点線は，それぞれ $\rho_m = 1$ と $\rho_m = 0$ を仮定したときに，最適なパラメーターを用いて計算した近似式 (3.5) と (4.5) による IFN-α とリバビリンの併用治療下における 28 日間の血漿中の HCV 感染ダイナミクスである（図 4.9(a)(b) の実線と点線は重なっていることに注意する）．

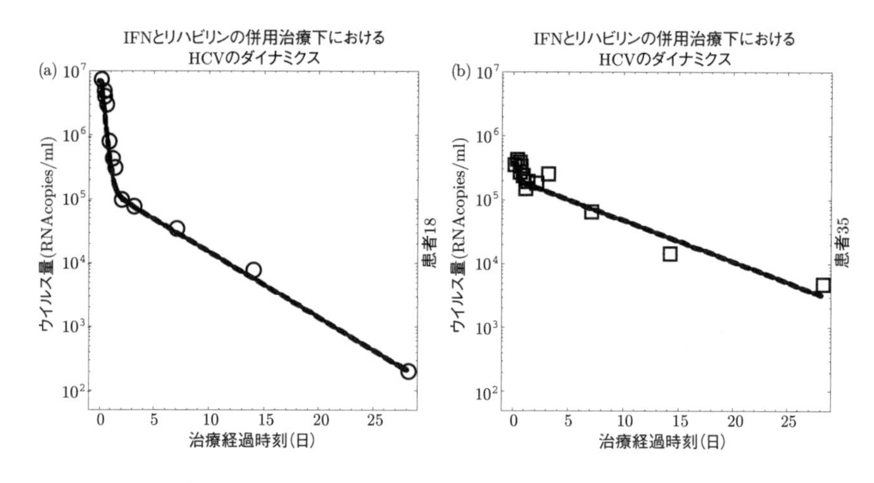

図 4.9　IFN-α とリバビリンの併用治療下における血漿中の HCV RNA 量の解析：図 (a)(b) 中の実線と点線は，それぞれ $\rho_m = 1$ と $\rho_m = 0$ を仮定したときの患者 18 と 35 における併用治療開始後 28 日間のウイルス粒子の感染ダイナミクスを表している．非線形最小二乗法により計算された最適なパラメーターは，(a) $\rho_m = 1$ のとき，$t_0 = 4.3$（hours），$c = 3.77$（day^{-1}），$\delta = 0.24$（day^{-1}），$\epsilon = 0.98$，$V(0) = 7.52 \times 10^6$（RNA copies/ml）であり，$\rho_m = 0$ のとき，$t_0 = 6.7$（hours），$c = 4.06$（day^{-1}），$\delta = 0.24$（day^{-1}），$\epsilon = 0.98$，$V(0) = 6.12 \times 10^6$（RNA copies/ml）である．また，(b) $\rho_m = 1$ のとき，$t_0 = 8.4$ (hours)，$c = 5.82$ (day^{-1})，$\delta = 0.15$ (day^{-1})，$\epsilon = 0.49$，$V(0) = 3.76 \times 10^6$（RNA copies/ml）であり，$\rho_m = 0$ のとき，$t_0 = 8.4$ (hours)，$c = 5.84$ (day^{-1})，$\delta = 0.31$ (day^{-1})，$\epsilon = 0.49$，$V(0) = 3.78 \times 10^5$（RNA copies/ml）である．

慢性感染期の HCV 感染者に対するリバビリンの抗ウイルス効果

患者 18 において推定された感染肝細胞の死亡率と IFN-α によるウイルス産生阻害率は，ρ_m の値に関わらず $\delta = 0.24$（day^{-1}）と $\epsilon = 0.98$ である．ϵ の値が大きいとき，推定される δ の値は，リバビリンによる抗ウイルス効果 ρ_m に依存せず近い値になる．これは，数理モデル (4.6) から得られる関係式 (4.7) により予測される通り，IFN-α の抗ウイルス効果が高いときリバビリンによるウイルス RNA 量への影響が極めて小さいことを示唆している．一方，患者 35 では，$\rho_m = 1$ 及び $\rho_m = 0$ としたときに，死亡率と IFN-α によるウイルス産生阻害率は，それぞれ $\delta = 0.15$，0.31（day^{-1}）と $\epsilon = 0.49$，0.49 となる．ϵ の値が小さいとき，推定される δ の値は，リバビリンによる抗ウイルス効果 ρ_m に依存して異なる値になる．このとき，リバビリンによる抗ウイルス効果がないと仮定した数理モデルでは，感染肝細胞の死亡率を大きく推定してしまうことが分かる．

Dixit NM. et al. による論文 [52] では，17 人（白人 8 人とアフリカ系アメリカ人 9 人）の 1 型 HCV 感染者の血漿中ウイルス RNA 量の時系列データから感染肝細胞の死亡率と IFN-α によるウイルス産生阻害率を推定しており，これらの値には，患者 18 と患者 35 と同様の傾向が見られる．さらに興味深いことに，白人とアフリカ系アメリカ人のグループ間において，IFN-α によるウイルス産生阻害率の値は大きく異なることに対して，感染肝細胞の平均死亡率，すなわち $(\delta_{\min} + \delta_{\max})/2$ の値に差がないことが示されている．過去の報告と合わせると，リバビリンの抗ウイルス効果は，ウイルス粒子の感染性を減少させることで感染肝細胞の産生率を縮小させるが，これらの細胞の死亡率には大きな影響を与えないことを支持している [122].

まとめ

抗 HCV 治療の長期的な成果を評価する指標として"治療終了時ウイルス陰性率"と"有効率"の 2 つが広く用いられてきた [52, 207]．それぞれ"治療終了時に血漿中のウイルス RNA 量が検出限界値以下であること"と"治療終了後 24 週時における血漿中のウイルス RNA 量が検出限界値以下を維持していること"と定義されている．関係式 (4.7) より予測されるように，推定されたリバビリンと IFN-α による抗ウイルス効果 ρ と ϵ 及びウイルス RNA 量の初期値 $V(0)$ に対して，治療終了後のウイルス RNA 量が検出限界値，すなわち血漿 1 ml 中の HCV RNA コピー数が 100 に到達するために要求される感染肝細胞の死亡率 $\delta = \delta_{ETR}$ と治療終了後のウイルス RNA 量が除去限界値，すなわち血漿 1 ml 中の HCV RNA コピー数が 6.0×10^{-5} に到達するために要求される感染肝細胞の死亡率 $\delta = \delta_{SVR}$ を数理モデル (4.6) から計算することができる[12)]．1998 年以降，IFN-α 治療にリバビリンを併用することで，治療終了時ウイルス陰性率と有効率の割

12) 通常 70 kg の男性の体液は，約 15 l であることより，治療終了後に体液 15 l 当たりの HCV RNA コピー数が 1 に到達することが除去限界値であると定義している．また，ウイルス RNA 量が除去限界値以下に到達することで，有効率が達成されると仮定している．

合が顕著に増加することが次々と報告されてきたが [132, 137, 207], *Dixitt NM. et al.* による論文 [52] では，これらの臨界的な死亡率 δ_{ETR} と δ_{SVR} を用いることで，IFN-α の治療効果が改善される理由も定量的に説明している．すなわち，数理モデル (4.6) は，リバビリンがウイルス RNA 量の減衰率を促進するメカニズムを説明するだけでなく，どのように抗 HCV 治療の長期的な成果を改善するのかをも説明できるのである．

本節では，数理モデル (4.6) を用いて，IFN-α とリバビリンの併用治療下のウイルス RNA 量の時系列データを解析することで，以下に示す重要な臨床的示唆を説明してきた：リバビリンは，ウイルス RNA 量減衰の第1相ではなく第2相に影響を与えるため，第1相の傾きから推定される IFN-α の抗ウイルス効果 ϵ では，併用治療の長期的な成果を予測することはできない．一方，リバビリンは，ウイルス RNA 量減衰の第2相の傾きを促進させることより，IFN-α 単剤治療では治療終了時ウイルス陰性に至らなかった患者に対しても併用治療は効果的である可能性がある．また，例えば，アフリカ系アメリカ人の患者群やある1型 HCV の患者群といった IFN-α による抗ウイルス効果が薄い患者に対しても同様に，リバビリンの追加投与が治療終了時ウイルス陰性率や有効率を改善し得る．さらに，週1回投与の PEG-IFN を用いた治療では，投与間に抗ウイルス効果 ϵ が著しく下がることが予測できることより，リバビリンとの併用治療が望ましい．これは，ϵ の値が高いときはウイルス産生が IFN-α により抑制され，投与間で ϵ の値が低くなったときでもリバビリンが新規産生ウイルスの感染性を減少させることよりウイルス量の増殖を防げるからである．このように，リバビリンの抗ウイルス効果を考慮することで数理モデル (4.6) は，IFN-α とリバビリンの併用治療の最適化に必要な様々な理論的フレームワークを提案することを可能にしている．今後は，数理モデル (4.6) から予測された IFN-α とリバビリンの相乗効果を規定している作用機序及び分子メカニズムを明らかにしていくことが求められている [32, 33].

第5章

リンパ球ターンオーバーの数理モデル

本章では，正常個体及びHIV-1感染個体の生体内におけるリンパ球ダイナミクスの定量化に関する研究を紹介する．特に，一定期間リンパ球のDNAを標識することで得られる，末梢血中の標識リンパ球の陽性率データから定量できるリンパ球の増殖率及び死亡率について説明していく．まず，ヒト化マウス生体内において，5-bromo-2'-deoxy-uridine (BrdU) を用いて標識されたリンパ球のBrdU陽性率の時系列データを解析していく．BrdU陽性率を解析する数理モデル及びそれらを用いて定量化できる生体内のリンパ球のダイナミクスについて概説する．次に，非感染者及びHIV-1感染者生体内において，$^2H_2$-glucose（重水素化グルコース）を用いて標識されたリンパ球の重水素化グルコース陽性率の時系列データを解析していく．同様に，重水素化グルコース陽性率を解析する数理モデル及びそれらを用いて定量化できた生体内のリンパ球のダイナミクスについて説明する．そして，これらの解析から定量化されたリンパ球のダイナミクスをもとに，HIV-1感染症における，$CD4^+$ T細胞の枯渇メカニズム及びHAART治療の効果を議論していく．

5.1 BrdU投与下における標識リンパ球のダイナミクス

リンパ球のダイナミクスを解析するために，免疫学分野では古くからBrdU法が使われてきた[69]．ピリミジンのアナログであるBrdUは，DNA合成期（S期）に複製された新規の染色体DNAに取り込まれるので，BrdU投与下において分裂した細胞はBrdUで標識される．そして，特定の細胞群におけるBrdU陽性率は抗BrdU抗体を用いて検出・定量できる．従来は，複数の細胞群間及び条件下において，これらの陽性率を比較することで，リンパ球のダイナミクスの違いを定性的に議論する程度であった．しかし，近年，これらDNA標識法に加え，数理モデルを用いて対象となる細胞群中のBrdU陽性率の時系列データを解析することで，細胞の増殖と死亡の割合を定量化することが可能になってきた[109, 146, 167]．本節では，BrdU投与下における標識リンパ球ダイナミクスを記述する数理モデルを用いて，BrdU投与ヒト化マウスから得られた実験データを解析し，ヒト化マウスの末梢血中における$CD4^{+}T$細胞のダイナミクスを定量化していく．なお，BrdU法を用いたリンパ球ダイナミクス定量化に関する研究は，総説[6, 7, 13, 47]に詳しくまとめられている．

正常ヒト化マウスにおけるリンパ球ダイナミクス

疾患の病態解明や治療評価を行うとき，細胞のダイナミクス（すなわち，細胞の分裂率や死亡率）を定量化できれば様々な情報を得ることが可能になる．例えば，多くのがん研究では，がん細胞の成長が「分裂率の増加」によるのか「死亡率の減少」によるのかが明らかにされていない．しかし，健康な人とがん患者における特定の細胞群の分裂率や死亡率が定量されれば，これらを比較することで問題は解決できる．さらに，抗がん治療がどの程度有効か？ なぜ効果がないのか？ という問題にも定量的な解釈を与えることが期待できる．もちろん，このようなリンパ球ダイナミクスの定量化は，がん研究への応用に限ったことではない．自己免疫疾患やウイルス感染症においても，特定の細胞群が活性化したり，不活性化したりすることが，病態と強く関連すると考えられている．すなわち，がん研究のアナロジーが，様々な疾患研究に通用するのである．現在まで，マウス，ヒツジ，サルやヒトにおけるリンパ球ダイナミクスを定量化する様々な手法が開発されてきた[42, 109, 130, 146, 147, 180]．しかし，これらの実験では，倫理的な多くの制約がある上，費用・時間・人員が莫大なものになる．実際，医学研究では，主に安価で手間のかからないマウスが用いられ，現在，特に，ヒトの免疫系を再現したヒト化マウスが注目されている．ヒト化マウスでは，ヒトでは検証できない薬剤の安全性試験やHIV-1に代表されるようなヒト特異的なウイルス感染実験が行えるからである[101, 158, 189, 190, 191, 192, 193]．本節では，近年，我々が開発に成功した，ヒト化マウス（すなわち，小型実験動物）におけるリンパ球ダイナミクスの実験的・数理的な定量化手法を紹介していく．そして，今後，これらの定量化手法を，様々なマウスを用いた疾患研究に応用することで，どのような研究が可能になるかを議論していく．なお，ヒト化マウスを用いた難治疾患に関する研究は，総説 [102, 103, 194] に詳しくまとめられている．

リンパ球ダイナミクスの数理モデリング (I)

生体内の急なクローン増殖期や緩やかな再生期におけるリンパ球のダイナミクスは，単位時間当たりのリンパ球数の変化を記述する数理モデルを用いることで定量化できる．しかし，免疫系は異質な細胞集団から構成されているため，リンパ球のダイナミクスを表す適切な数理モデルを開発するときには注意が必要である．例えば，リンパ球は，通常，複数の表現型をもつ細胞群から構成されているため，異なる表現型の細胞群では，細胞の分裂率や死亡率が違うのである．さらに，同一の表現型をもつリンパ球でさえ，分裂率や死亡率の異なる細胞群が内在している [44, 45, 70]．本節では，想定するリンパ球が 2 つの細胞群から構成されていると仮定する：すなわち，非常に遅いターンオーバーをもつ休眠細胞群とより速いターンオーバーをもつ活性化細胞群である．また，これらターンオーバーの遅い休眠細胞群の分裂や死亡のダイナミクスは，DNA 標識実験のタイムスケールにおいて無視できると考えることができる．

時刻 t において n 回分裂している活性化リンパ球数を $A_n(t)$ として，単位時間当たりのリンパ球の外部からの供給率を s (cells/day)，分裂率を p (day^{-1})，死亡率を d (day^{-1}) と仮定する．ここで，リンパ球の外部からの供給とは，胸腺から供給されるリンパ球や休眠状態から活性化したリンパ球といった，他のコンパートメントから流入するリンパ球を表している．また，簡単のため，外部から供給されたリンパ球は，全て（本コンパートメントにおいて）未分裂細胞であり活性化している（すなわち，$A_0(t)$ へ流入する）と仮定する[1]．活性化リンパ球は，分裂した後，2 つの娘細胞になることに注意すれば，$n = 1, 2, \cdots, \infty$ において，リンパ球ダイナミクスの数理モデルは，以下のよ

[1] 例えば，未分裂，及び，n 回分裂している活性化リンパ球への外部からの供給を，それぞれ，s_0 と s_n と定義し，$s = s_0 + \Sigma_{n=1}^{\infty} s_n$ とすれば，さらに一般的な仮定の下で，同様の数理モデル (5.2) を導ける．

うな常微分方程式で表される：

$$
\begin{aligned}
\frac{dA_0(t)}{dt} &= s - (p+d)A_0(t), \\
\frac{dA_n(t)}{dt} &= 2pA_{n-1}(t) - (p+d)A_n(t).
\end{aligned}
\tag{5.1}
$$

さらに，数理モデル (5.1) の両辺を足し合わせ，各活性化リンパ球の合計数を $A(t) = A_0(t) + \Sigma_{n=1}^{\infty} A_n(t)$ と定義すれば，図 5.1(a) にある全活性化リンパ球のダイナミクスを記述する数理モデルは，

$$
\frac{dA(t)}{dt} = s + (p-d)A(t) \tag{5.2}
$$

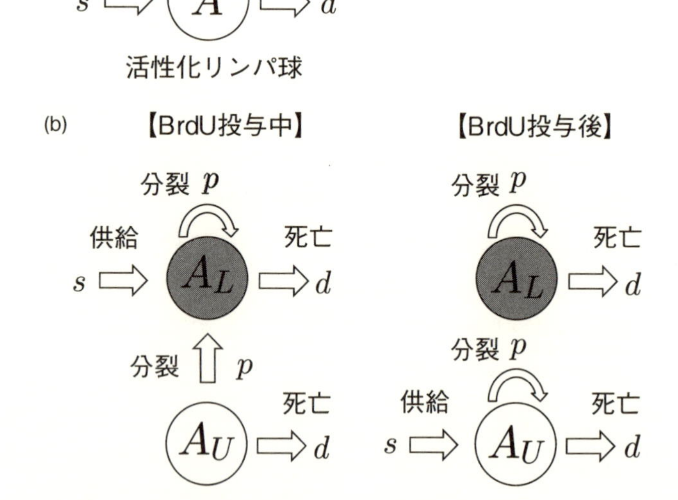

図 5.1　BrdU を用いた標識実験におけるリンパ球ダイナミクスの数理モデリング：(a) 活性化リンパ球のダイナミクス，及び，(b) 活性化リンパ球の標識ダイナミクスを記述している．ここでは，時刻 t における活性化リンパ球数を $A(t)$ として，単位時間当たりのリンパ球の外部からの供給率を s（cells/day），分裂率を p（day^{-1}），死亡率を d（day^{-1}）と仮定した．また，BrdU を用いた DNA 標識実験では，活性化リンパ球のうち標識された細胞数を $A_L(t)$，標識されていない細胞数を $A_U(t)$ と定義している．

となる．通常，これらのリンパ球数は，生体内において恒常的に維持されていることより，以下のような関係が成り立っている：

$$A(t) = A = \frac{s}{d-p}. \tag{5.3}$$

つまり，活性化リンパ球数は，分裂と死亡を繰り返すことで平衡状態に達している．ここで，休眠リンパ球数を R，全リンパ球数を T とすれば，各々のリンパ球数が一定であることより，$T = A + R$ が成り立つ．

ヒト化マウスによる DNA 標識実験

ヒト臍帯血より分離した CD34 陽性造血幹細胞を，先天性重度免疫不全マウスである NOG マウスに移植した，ヒト造血能を有するマウス（ヒト化マウス）を用いて，リンパ球のダイナミクスを定量化していく．このレシピエントマウスで分化成熟したヒト白血球細胞は，体内で 1 年以上維持されることが確認されている [158, 190, 192]．また，ヒト化マウスにおいても同様に，生体内におけるリンパ球数は平衡状態に達している．従って，単純に細胞数を測定する実験から，細胞の分裂率や死亡率といった，リンパ球ダイナミクスを算出することはできないのである．ここでは，S 期に増殖細胞の染色体 DNA にピリミジンのアナログである BrdU を取り込ませる DNA 標識法を用いた．

著者らが行った実験では，合計 6 匹のヒト化マウスに 14 日間 BrdU を投与し，BrdU 投与終了後 26 日間飼育した [105, 106]．そして，DNA 標識実験の 40 日間で合計 13 回，同一個体より末梢血を採取し，$\mathrm{CD4^+T}$ 細胞群における BrdU 陽性率を経時的に測定した（表 5.1）．一般的に，マウスのような小型実験動物において，同一個体の末梢血から BrdU 陽性率を経時的に計測することは技術的に困難であった．従って，通常，マウスを用いた DNA 標識実験では，脾臓やリンパ節といった免疫組織におけるリンパ球の BrdU 陽性率を複数個体分測定し，それらの値の平均をリンパ球の BrdU 陽性率としていた [167]．ここで注目すべきは，本実験では血球細胞計数機及びフローサイトメトリー法を駆使することで，同一個体の末梢血から BrdU 陽性率の時系列データ回収が可能になったことである．つまり，本研究により，世界初の小型実験動物の同一個体におけるリンパ球ダイナミクスの定量化系が完成したのである．また，本 DNA 標識実験では，BrdU 投与開始 14 日後と 40 日後にヒト化マウスを解剖・

表 5.1　6匹の正常ヒト化マウスにおけるDNA標識実験のデータ：表中のデータは，末梢血中の$CD4^{+}T$細胞群におけるBrdU陽性率で与えられている（すなわち，%が単位である）．データは，科学技術振興機構のさきがけ研究（領域：生命現象の革新モデルと展開）において，岩見真吾と佐藤佳らが行った実験から一部抜粋したものを使用している[105, 106].

ヒト化マウス	BrdU投与経過時刻(日):BrdU陽性率												
	0	2	5	8	11	14	16	19	22	26	30	34	40
78F1	0.00	7.2	12.1	14.0	17.8	20.3	11.1	14.6	12.7	8.6	7.4	5.0	1.6
78F3	0.00	6.6	14.8	33.4	26.5	33.1	24.2	23.5	17.2	12.0	13.4	13.7	4.4
78F4	0.00	9.0	16.3	31.6	27.0	36.0	29.4	22.0	17.2	20.1	8.3	9.5	4.6
78F5	0.00	13.7	22.0	26.0	26.9	36.0	35.1	23.6	20.9	13.3	10.0	9.5	3.5
78M1	0.00	5.9	16.0	14.1	19.8	17.5	20.4	9.5	14.1	8.9	6.6	6.9	2.4
78M2	0.00	16.6	20.7	21.2	30.6	27.7	23.3	14.2	12.1	8.0	2.1	4.0	1.4
平均	0.00	9.83	17.0	23.4	24.8	28.4	23.9	17.9	15.7	11.8	8.00	8.10	3.00

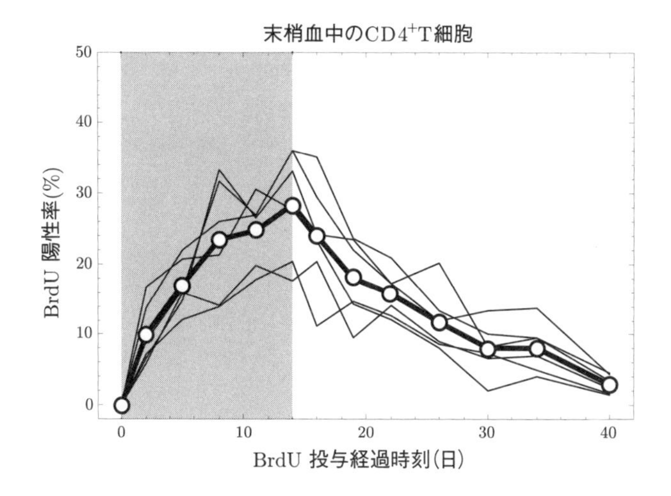

図 5.2 末梢血中の $\mathrm{CD4^+T}$ 細胞群における BrdU 陽性率の時系列ダイナミクス：6本の細線は，6匹のヒト化マウスそれぞれの末梢血中の $\mathrm{CD4^+T}$ 細胞群における BrdU 陽性率のダイナミクスを，灰色の 14 日間は，BrdU の投与期間を表している．また，白丸と太線は各測定時における BrdU 陽性率の平均値である．データは，科学技術振興機構のさきがけ研究（領域：生命現象の革新モデルと展開）において，岩見真吾と佐藤佳らが行った実験から一部抜粋したものを使用している [105, 106].

全身解析することで，脾臓やリンパ節におけるリンパ球の BrdU 陽性率と末梢血におけるそれらの BrdU 陽性率に，強い相関があることを確認した．すなわち，末梢血中の BrdU 陽性率の時系列データ解析が，全身のリンパ球ダイナミクスを反映した解析であることを示唆している．図 5.2 中の 6 本の細線は，6匹のヒト化マウスそれぞれの末梢血中の $\mathrm{CD4^+T}$ 細胞群における BrdU 陽性率の時系列データである（灰色の 14 日間は，BrdU の投与期間を表している）．また，白丸と太線は各測定時における BrdU 陽性率の平均値を表しており，今後は，これらの平均値を用いて解析していくことにする．

BrdU を用いた DNA 標識実験データの数理モデルによる解析

BrdU を用いた DNA 標識実験では，各々の細胞の染色体に取り込まれた BrdU の量を抗 BrdU 抗体を用いて測定している．図 5.1(b) のように，BrdU 投与期間において，全ての標識されていない細胞は，分裂した後，2 つの標識された娘細胞になる．一方，この間，すでに標識されている細胞は，分裂後，2つの標識された娘細胞になる．また，BrdU 投与終了後，標識されていない細胞は，分裂して2つの標識されていない娘細胞になるが，すでに標識されている細胞は，BrdU の量が半減した2つの標識された娘細胞になる．さらに，外部から流入してくる細胞は，BrdU 投与期間中において全て標識されているが，BrdU 投与終了後は全て標識されていないと仮定する [44, 45, 109]．このとき，活性化リンパ球のうち標識された細胞数を $A_L(t)$，標識されていない細胞数を $A_U(t)$ とすれば，BrdU 投与期間におけるそれぞれのリンパ球ダイナミクスは，以下のような常微分方程式系で表される：

$$\begin{aligned} \frac{dA_L(t)}{dt} &= s + 2pA_U(t) + (p-d)A_L(t), \\ \frac{dA_U(t)}{dt} &= -(p+d)A_U(t). \end{aligned} \tag{5.4}$$

ここで，活性化リンパ球の総数，すなわち，$A(t) = A_L(t) + A_U(t)$ は，式 (5.3) で与えられる定数 A であることに注意する．BrdU 投与期間の数理モデル (5.4) より，標識されていない細胞は，それらの分裂と死亡が原因で減少していることが分かる．一方，BrdU 投与後における，それぞれのリンパ球ダイナミクスは，以下のような常微分方程式系で表される：

$$\begin{aligned} \frac{dA_L(t)}{dt} &= (p-d)A_L(t), \\ \frac{dA_U(t)}{dt} &= s + (p-d)A_U(t). \end{aligned} \tag{5.5}$$

BrdU 投与後の数理モデル (5.5) でも同様に，活性化リンパ球の総数は A である．数理モデル (5.4) と (5.5) が線形常微分方程式であることより，BrdU 投与中，および，BrdU 投与後における全リンパ球中の標識された細胞の割合（$A_L(t)/T$）は，以下の解析解で表される：

$$\begin{aligned} f_L(t) &= 100\alpha\{1 - e^{-(d+p)t}\} && (t \le T_{end}), \\ f_L(t) &= 100\alpha\{1 - e^{-(d+p)T_{end}}\}e^{(p-d)(t-T_{end})} && (t > T_{end}). \end{aligned} \tag{5.6}$$

パラメーター T_{end} は，BrdU の投与終了時刻であり，α は，仮に BrdU が十分に投与されたときのリンパ球の最大標識率である（すなわち，$\alpha = A/T$）

[44, 45]．また，ターンオーバーの遅い休眠細胞群は，DNA 標識実験のタイムスケールにおいてほとんど BrdU を取り込まないと仮定していることより，これらの細胞群のダイナミクスは，BrdU 陽性率のダイナミクスに影響を及ぼさないことに注意する．

ヒト化マウスにおける $CD4^+T$ 細胞のダイナミクスを定量化するために，解析解 (5.6) におけるパラメーターを推定していく．ここで，表 5.1 の末梢血中の $CD4^+T$ 細胞群における BrdU 陽性率と解析解 (5.6) の誤差を以下の目的関数によって定義する：

$$J(\theta) = \sum_{i=1}^{13} (f_L(t_i) - \tilde{f}_L(t_i))^2. \tag{5.7}$$

t_i は測定を行った BrdU 投与経過時刻（0 日から 40 日）であり，$\tilde{f}_L(t_i)$ は各測定時刻における計測 BrdU 陽性率を表している．また，$\theta = (d, p, \alpha)$ は，解析解 (5.6) において，DNA 標識実験データから推定するパラメーターである（BrdU の投与終了時刻は，$T_{end} = 14$ 日とする）．図 5.3 は，目的関数 (5.7) を最小にする最適なパラメーターを用いて計算した解析解 (5.6) による BrdU 投

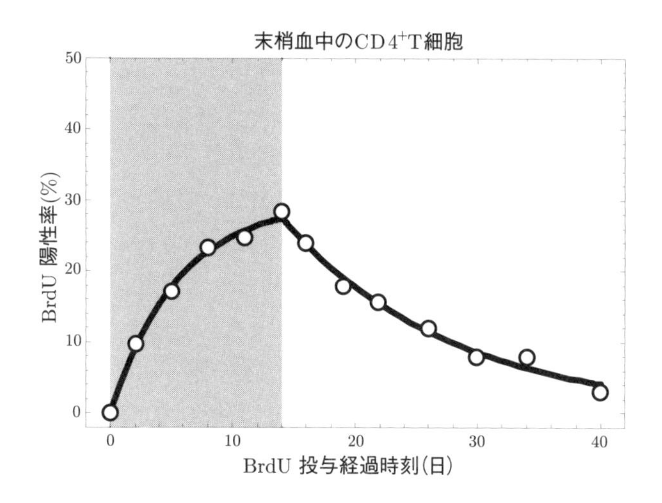

図 5.3 末梢血中の $CD4^+T$ 細胞群における BrdU 陽性率の解析：図中の実線は，BrdU 投与開始後 40 日間の標識リンパ球のダイナミクスを表している．非線形最小二乗法により目的関数 (5.7) を最小にする最適なパラメーターは，$d = 0.126$（day^{-1}），$p = 0.0535$（day^{-1}），$\alpha = 0.299$ である．

与下における標識リンパ球のダイナミクスである．

ここで，解析解 (5.6) と BrdU 陽性率の時系列データを用いたパラメーター推定では，BrdU 投与開始後，増加している陽性率の曲線の傾きよりパラメーター $(d+p)$ が，陽性率の曲線が漸近していく値よりパラメーター α が，そして，BrdU 投与終了後，減少していく陽性率の曲線の傾きよりパラメーター $(p-d)$ が，独立に推定されることに注意したい．また，通常，図 5.3 からも分かるように，BrdU 投与終了後，陽性率の曲線は減少している [44, 45, 109, 146, 167]．これは，解析解 (5.6) において，$(p-d)$ が負の値をとること，すなわち，細胞の死亡率が分裂率を上回ることに対応している．つまり，これら陽性率曲線の減少は，生体内におけるリンパ球数が平衡状態に達していることを考慮すれば，式 (5.2) より，リンパ球が外部から供給される（$s>0$）必要があることを示唆している[2]．

正常ヒト化マウスにおける $\mathbf{CD4^+T}$ 細胞のダイナミクス

推定された $CD4^+T$ 細胞の死亡率 $d=0.126$（day^{-1}）と分裂率 $p=0.0535$（day^{-1}）は，ヒト化マウスの生体内において $CD4^+T$ 細胞の半減期が 5.48 日であり，倍加時間が 12.9 日であることを意味している．また，最大標識率 $\alpha=0.299$ は，全 $CD4^+T$ 細胞において，活性化している細胞群が 29.9% であることを示唆している．さらに，6 頭のヒト化マウスの末梢血中の全 $CD4^+T$ 細胞数の 40 日間にわたる平均値が $T=2.82\times10^5$（cells/ml）であること，及び，式 (5.3) の関係に注意すれば，単位時間当たりの $CD4^+T$ 細胞の外部からの供給率は，$s=(d-p)\alpha T=6092.6$（cells/day）であることが分かる．加えて，全 $CD4^+T$ 細胞のダイナミクスを特徴づける値として，活性化細胞群と休眠細胞群の平均の分裂率や死亡率を定義することができる：すなわち，全 $CD4^+T$ 細胞の平均分裂率 $p^*=\alpha\times p+(1-\alpha)\times0=\alpha p$ と平均死亡率 $d^*=\alpha\times d+(1-\alpha)\times0=\alpha d$ である．本 DNA 標識実験において，$CD4^+T$ 細胞の平均分裂率は $p^*=0.016$（平均倍加時間は，43.3 日）であり，平均死亡率は

---

[2] 数理モデル (5.2) は，“リンパ球の供給モデル” [44, 45, 109, 146] と呼ばれているが，*Grossman Z. et al.* や *Asquith B. et al.* は，論文 [6, 70, 71] で，このモデルを批判している．彼らは，BrdU 投与終了後の陽性率曲線の減少は，“細胞ダイナミクスの異質性” を考慮したモデルにより説明できると主張している [6, 7, 70, 71, 129, 130]．

$d^* = 0.038$（平均半減期は，18.4 日）と計算できる．また，各リンパ球数は，生体内において平衡状態に達していることより，単位時間当たりに産生されている全 CD4$^+$T 細胞数（すなわち，ターンオーバー）は，$d \times A + 0 \times R = d^*T = 10716$ (cells/ml) となる[3)]．つまり，ヒト化マウスの末梢血における全 CD4$^+$T 細胞のうち，単位時間（1 日）当たり $100 \times (d^*T)/T = 3.8\%$ の細胞が新たに産生され破壊されていることになる．

まとめ

近年，細胞の増殖と死亡の釣り合い（ターンオーバー）といった細胞ダイナミクスの観点から病気を理解しようという試みが始まっている．これは，数理モデルを用いて BrdU により標識された細胞の時系列データを解析することで，様々な動物の生体内のリンパ球のダイナミクスを定量化できるようになったからである．また，想定される細胞において，このターンオーバーの変化が病気の発症機構と深い関係性があることも分かってきた．すなわち，多くの疾患モデル動物，及び，患者において従来よりも正確かつ効果的に，疾患の発症機構や治療効果の分析が行えるようになったのである[4)]．本節では，BrdU を用いた DNA 標識実験により，ヒト化マウス生体内の単位時間当たりの CD4$^+$T 細胞のターンオーバーが 3.8%，つまり，全 CD4$^+$T 細胞の平均半減期が 18.4 日であることが明らかになった．

実際，数理モデルを用いることなく BrdU の陽性率データを解釈することは非常に困難であり，現在までの多くの研究では，それらのデータの生物学的な解釈がしばしば誤解されてきた．なぜならば，BrdU 投与開始時に増加している陽性率は，細胞の分裂だけでなく死亡のダイナミクスも含まれているからである（BrdU 投与開始直後の陽性率曲線の傾きは，$\alpha(d+p)$ で表されることに注意する）．例えば，BrdU を用いてナイーブ

---

3) 式 (5.2) より $dA = 10716$ (cells/ml) は，単位時間当たりに産生されている活性化 CD4$^+$T 細胞の総数とも考えることができる．これは，休眠 CD4$^+$T 細胞群が本来もっている分裂や死亡のダイナミクスを無視できると仮定していることによる．

4) 一般的に BrdU は，それ自身がもつ毒性ゆえにヒトへの投与は容易ではないが，人体に無害な重水素化グルコースや重水素化水を用いた DNA 標識法も開発されている（次節を参照）．

T細胞を標識したとする．このとき，ナイーブT細胞の多くは，おそらく胸腺で産生され，末梢ではほとんど分裂しない（すなわち，$p=0$）と考えられることより，BrdU投与開始時の陽性率曲線の傾きは，αdで近似される．一方，BrdUを用いてメモリーT細胞を標識した場合，これらの細胞のほとんどは末梢での分裂により維持されている（すなわち，$p>0$）と考えられることより，BrdU投与開始時の陽性率曲線の傾きは，$\alpha(d+p)$で近似される．従って，仮に，これらナイーブT細胞とメモリーT細胞が同じ死亡率（d）をもっていたとしても，BrdU陽性率曲線の傾きは，メモリーT細胞において急になる．現在まで，これらの違いは考慮されずに，陽性率曲線の傾きが急であればあるほど，細胞群の半減期が短いことの根拠であるとされてきたのである[5)]．

また，通常，解析解(5.6)とBrdU陽性率の時系列データを用いたパラメーター推定では，細胞の分裂率p（平均分裂率p^*）を推定することは困難であることが指摘されている．例えば，アカゲザル生体内のリンパ球ダイナミクスを解析した*De Boer RJ. et al.*による論文[44, 45]や今回のヒト化マウスを用いた解析（詳細は割愛）において，分裂率pの値が非常に0に近くなることがある．これは，数理モデル(5.2)では，リンパ球の外部からの供給を記述する項sと分裂を記述する項$pA(t)$が，ともにリンパ球の新規産生を表しているからである．実際，新規産生されたリンパ球のほとんど全てが外部からの供給による（$p=0$）としたシンプルな数理モデル（推定するパラメーターは，dとα）を用いたBrdU陽性率の時系列データに対する適合性と従来の数理モデルを用いたデータに対する適合性を比べても，それらの精度は，ほとんど同様であった（有限修正された赤池情報量規準を用いた）．このように，多くのBrdU陽性率の時系列データは，様々な数理モデルを用いて説明できる上に，それらの精度に大きな差がないことより，統計的な観点から最適な数理モデルを選択するこ

5) 例えば，同時刻においてナイーブT細胞とメモリーT細胞のBrdUの陽性率を比較するだけの標識実験では，メモリーT細胞の陽性率の方が大きくなることから，これらの細胞のターンオーバーがより大きいと誤って解釈されることがあった．

とは難しい．従って，異なる数理モデルを用いて推定されたパラメーターの生物学的な解釈は，多くの場合違うものとなる．しかしながら，細胞の平均死亡率 d^* だけは，異なる数理モデルを用いたパラメーター推定において，ほとんど変わることなく非常にロバストな値をとることが報告されている [44, 45, 109]．つまり，BrdU 陽性率の時系列データから定量化されるリンパ球のダイナミクスにおいて，細胞の平均死亡率，および，ターンオーバーの値のみが信頼できる推定値となるのである．今後は，BrdU 陽性率の時系列データに対する適合性に統計的な差がなくとも，パラメーターの生物学的な解釈をより正確に行うために，“細胞集団のより詳細な異質性” や “BrdU の取り込み・希薄による細胞標識の検出限界値” 等を考慮した数理モデルの開発が期待されている [47]．

本節で紹介した小型実験動物におけるリンパ球ダイナミクスの実験的・数理的な定量化手法を用いれば，自己免疫疾患モデルマウスや HIV-1 感染ヒト化マウス，白血病ヒト化マウスによる病態機構や治療薬の作用機序に関する研究に，従来とは違う視点でアプローチすることが可能になる．例えば，自己免疫疾患モデルマウスにおいて，制御性 T 細胞など自己免疫疾患にかかわるリンパ球のダイナミクスを同様に解析することができれば，定量的な観点から疾患の発症機構を探索することができる上に，ステロイド，免疫抑制剤等を用いた治療法がどの程度効果的であるかを判定できるようになる．また，白血病ヒト化マウス生体内におけるリンパ球ダイナミクスを定量できれば，血液中の白血病にかかわるリンパ球のダイナミクスがどの程度異常になっているのか？ 白血病にみられるリンパ球の恒常性崩壊は，細胞の増殖機構の異常，もしくは，細胞死機構の異常のどちらが主要な原因であるのか？ 抗がん剤治療により，どの程度リンパ球のダイナミクスが正常に戻ったのか？ など非常に興味深い解析ができるようになる．このように，BrdU を用いた DNA 標識実験によるリンパ球ダイナミクスの定量化は，様々な疾患研究に幅広く応用することができ，ブレイクスルーをもたらす可能性を秘めているのである [105, 106]．

5.2 重水素化グルコース投与下における標識リンパ球のダイナミクス

BrdUによるDNA標識法は，主にマウスや霊長類等の実験動物に対して広く用いられているが，BrdUのもつ毒性より，一般的にヒトへの使用は不適切であると考えられている[6]．しかし，近年，BrdUに代わるDNA標識法として，重水素化グルコースを用いた標識法が開発された[79, 131]．重水素化グルコース投与下では，新たに合成されるDNAのある水素原子が重水素原子に置換されることより，質量分析器を用いて重水素で標識されたDNA（標識デオキシアデノシン）の充填率が検出・定量できる．安定かつ毒性のない重水素化グルコースによるDNA標識法は，ヒトに対して適切な方法であり，これらの方法と数理モデルを用いて対象となる細胞群中の標識デオキシアデノシン充填率の時系列データを解析することで，ヒト生体内におけるリンパ球のダイナミクスの定量が可能になったのである[129, 130, 147, 180]．もちろん，ヒト生体内の免疫細胞のダイナミクスを定量的に理解することは，ウイルス学・免疫学における重要問題を解決する可能性を秘めている．なぜならば，それは，様々なリンパ球が恒常性を保てる理由，ウイルス感染がリンパ球に与える影響，加齢と免疫老化の関係，自己免疫疾患や白血病発症のメカニズムの解明等，多岐にわたる免疫現象に関連すると考えられるからである．本節では，重水素化グルコース投与下における標識リンパ球ダイナミクスを記述する数理モデルを用いて，非感染者及びHIV-1感染者の末梢血中におけるCD4$^+$T細胞のダイナミクスを定量化していく．なお，重水素化グルコース法を用いたリンパ球ダイナミクス定量化に関する研究は，総説[6, 7, 13, 47]に詳しくまとめられている．

非感染者・HIV-1感染者におけるリンパ球ダイナミクス

HIV-1感染者におけるCD4$^+$T細胞数の漸進的な減少を伴う枯渇は，AIDS研究において最も根本的な問いであるにも関わらず，解決されていない問題である．HIV-1が，培養細胞内，及び，生体内においてCD4$^+$T細胞を破壊することは明らかであるが，これらの事実のみがHIV-1感染症の病態進行を完全に説明できるわけではない[60, 144]．実際，どのようにしてウイルスがCD4$^+$T細胞を生体内で枯渇させているのか，また，（定量的な観点から）これらの細胞の減少は，ウイルス感染による直接的な破壊が原因であるのか，もしくは，他の間接的な破壊が原因であるのかも分かっていないのが現状である．しかし，近年，SIV の自然宿主であるアフリカミドリザルやスーティーマンガベイを用いた研究から，これらの感染個体では慢性期のウイルス量は非常に高い値を保っているにも関わらず，AIDS を発症しないことが報告された [15, 60, 71, 109]．つまり，$\mathrm{CD4^+T}$ 細胞トロピズムをもつウイルスの高い複製自体が，必ずしも宿主に対して致死的であることの原因ではないことが示唆されたのである．さらに，ヒト生体内におけるリンパ球のダイナミクスの定量化が可能になったことを受け，徐々に HIV-1 感染者におけるウイルスと免疫系との相互関係を解明し得る研究が展開されつつある [147, 180, 115]．以下では，HIV-1 感染者における $\mathrm{CD4^+T}$ 細胞ダイナミクスを理解するために論文 [147] で行われた，非感染者，及び，多剤併用療法を受ける前後の慢性感染期の HIV-1 感染者に対する重水素化グルコース法を用いた標識実験とそれらの実験データを解析することで明らかになった HIV-1 感染者生体内における $\mathrm{CD4^+T}$ 細胞の半減期を説明していく．さらに，現在想定されている，HIV-1 感染者における $\mathrm{CD4^+T}$ 細胞数の枯渇メカニズムについて議論していく．

リンパ球ダイナミクスの数理モデリング (II)

異なる細胞集団を含むリンパ球のダイナミクスを記述するために，前節では，非常に遅いターンオーバーをもつ休眠細胞群とより速いターンオーバーをもつ活性化細胞群を考え，DNA 標識実験のタイムスケールにおいて休眠細胞群の分裂や死亡のダイナミクスは無視できると仮定していた．本節では，リンパ球が異なる分裂率 p_i（day^{-1}）と死亡率 d_i（day^{-1}）をもつ m 個の細胞集団から構成されていると仮定し，全ての細胞集団のダイナミクスを明示的に考慮していく．さらに，各細胞集団は，他のコンパートメントからリンパ球の供給を受けることなく，生体内において恒常的に維持されているとする[4)]．時刻 t において細胞集団 $i = 1, 2, 3, \cdots, m$ のリンパ球数を $A_i(t)$ とすれば，各細胞集団のダイナミクスは，以下の常微分方程式で表される：

---

4) 数理モデル (5.8) は，リンパ球の供給モデル (5.2)[44, 45, 109, 146] とは異なり，"細胞ダイナミクスの異質性モデル" [6, 7, 70, 129, 130] と呼ばれている．

$$\frac{dA_i(t)}{dt} = (p_i - d_i)A_i(t). \tag{5.8}$$

また，それぞれのリンパ球数は平衡状態に達していることより，以下の関係が成り立っている：

$$p_i = d_i. \tag{5.9}$$

一方，それぞれの細胞集団の頻度をα_i，リンパ球の合計数を$A(t) = \Sigma_{i=1}^{m} A_i(t)$と定義すれば，$\Sigma_{i=1}^{m}\alpha_i = 1$であり，$A_i(t) = \alpha_i A(t)$となる．このとき，数理モデル(5.8)の両辺を$i = 1, 2, 3, \cdots, m$まで足し合わせれば，図5.4(a)にある

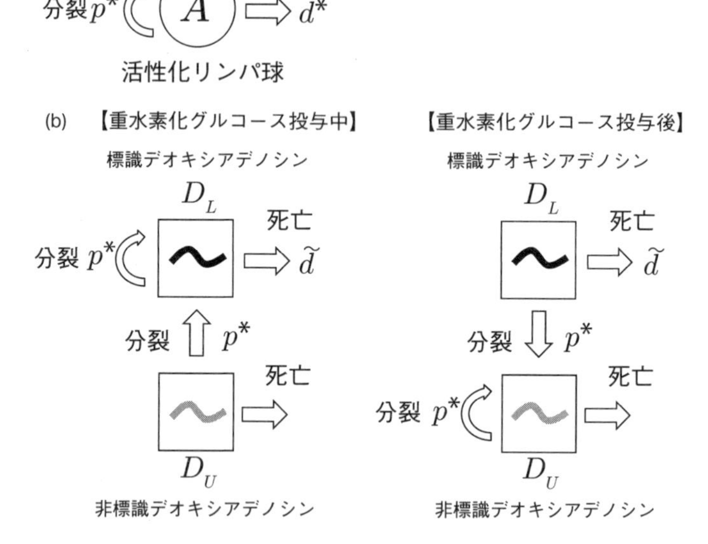

図5.4　重水素化グルコースを用いた標識実験におけるリンパ球ダイナミクスの数理モデリング：(a)活性化リンパ球のダイナミクス，及び，(b)デオキシアデノシンの標識ダイナミクスを記述している．ここでは，時刻tにおける活性化リンパ球数を$A(t)$として，単位時間当たりのリンパ球の平均分裂率をp^* (day^{-1})，平均死亡率をd^* (day^{-1}) と仮定した．さらに，分裂したてのリンパ球は通常の細胞よりも活性化していることより，DNA標識実験におけるリンパ球群の死亡率は$\tilde{d}$となると考えた．重水素化グルコースを用いた標識実験では，全デオキシアデノシンのうち標識されたデオキシアデノシン量を$D_L(t)$，標識されていないデオキシアデノシン量を$D_U(t)$と定義している．また，細胞群中のデオキシアデノシン量は細胞数に比例することを注釈しておく．

リンパ球の平均のダイナミクスが以下の微分方程式で表される：

$$\frac{dA(t)}{dt} = (p^* - d^*)A(t). \tag{5.10}$$

ここで，p^* と d^* は，リンパ球の平均分裂率 $\Sigma_{i=1}^{m}\alpha_i p_i$ と平均死亡率 $\Sigma_{i=1}^{m}\alpha_i d_i$ を表している（式 (5.9) より，$p^* = d^*$ であり，$A(t) = A$ である）．

非感染者及び HIV-1 感染者による DNA 標識実験

BrdU による DNA 標識実験から，非感染アカゲザル及び SIV 感染アカゲザル生体内におけるリンパ球のダイナミクスを直接定量することが可能になった [146, 187]．そして，SIV 感染アカゲザル生体内における $CD4^+$ 及び $CD8^+$ リンパ球のターンオーバーは，非感染アカゲザル生体内におけるそれらと比べると数倍速くなることが報告された．さらに近年，重水素化グルコースを用いた DNA 標識実験から非感染者及び HIV-1 感染者の生体内におけるリンパ球のダイナミクスが定量されるようになった．*Mohri H. et al.* による論文 [147] では，4 名の非感染者と 7 名の非治療 HIV-1 感染者に対して，重水素化グルコースの静脈接種が 7 日間毎日行われている（感染者 7 名のうち 1 名は，個人的な理由で重水素化グルコース投与期間を 4.3 日間に変更していた）．重水素化グルコース投与中はほぼ毎日，投与後は 7〜10 日間隔で末梢血を回収し，リンパ球群の DNA における標識デオキシアデノシン充填率を測定した．また，感染者 7 名のうち 5 名は，この DNA 標識実験後，HAART 治療を受け，さらに 2 回の追加 DNA 標識実験を行っている．表 5.2 は，*Mohri H. et al.* による論文 [147] で報告されている DNA 標識実験における典型的な非感染者（c1）及び HIV-1 感染者（p1）の $CD4^+$T 細胞群の DNA における標識デオキシアデノシン充填率である[5)]（HIV-1 感染者においては，HAART 治療下で実施した，2 回目，3 回目の DNA 標識実験のデータも解析していく）．図 5.5(a) の白丸は，非感染者における，1 回目の DNA 標識実験（Exp.(a)）の標識デオキシアデノシン充填率の時系列データである．また，図 5.5(b) の○印，□印，△印は，それ

---

5) 表 5.2 における数値は，論文 [147] の図 3 から筆者らが抽出・改変した値である．従って，論文 [147] で用いられている実際の数値とは少し異なることに注意したい．また，論文 [147] では，$CD8^+$T 細胞群の DNA における標識デオキシアデノシン充填率も同時に測定している．

表 5.2　非感染者及びHIV-1感染者におけるDNA標識実験のデータ：表の下段は，末梢血中の$CD4^{+}$T細胞群における標識デオキシアデノシン充填率（すなわち，重水素の陽性率（%）)，上段は，これらのDNA標識実験のデータ採取時刻（すなわち，重水素化グルコースの投与経過時刻（日））を表している．データは，*Mohri H. et al.* による論文[147]の図3と図4から筆者らが抽出・改変した値である．

標識実験	重水素化グルコース投与経過時刻（日）/ 重水素化グルコース陽性率（%）													
Ex.(a)	0.00	0.74	1.76	2.86	3.74	4.84	5.86	6.90	13.0	20.8	28.9	34.8	40.8	47.8
	0.00	0.03	0.62	1.20	1.68	2.12	3.24	2.77	2.69	2.32	2.27	1.19	1.72	1.32
Ex.(b-1)	0.00	0.13	0.64	2.58	4.51	6.70	15.5	22.5	29.7	42.3				
	0.00	0.001	1.32	6.29	11.0	16.2	8.99	2.98	3.51	3.02				
Ex.(b-2)	0.00	0.13	2.70	4.75	6.79	13.8	20.6	29.9	36.8					
	0.00	0.86	4.81	7.90	10.5	7.22	5.42	4.43	3.49					
Ex.(b-3)	0.00	0.65	2.44	4.61	6.65	15.5	29.6	37.6						
	0.00	1.83	4.10	5.77	7.34	6.50	3.62	4.71						

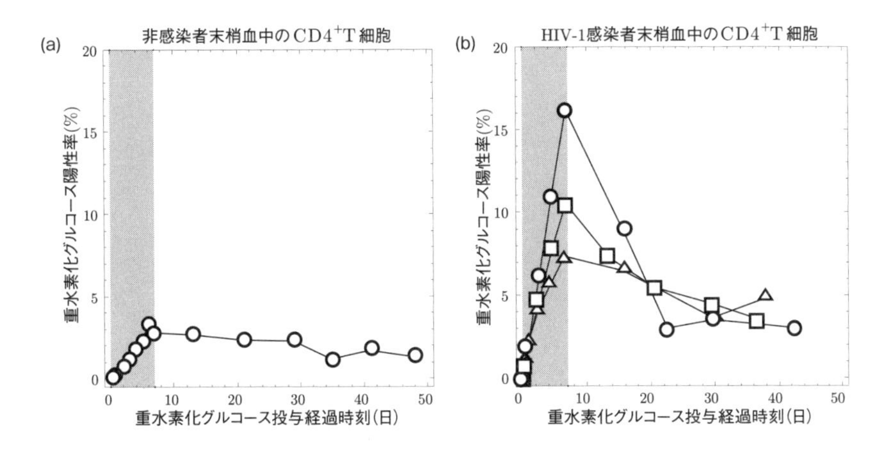

図 5.5 末梢血中の CD4+T 細胞群における標識デオキシアデノシン充填率の時系列ダイナミクス：図中 (a) の白丸は，非感染者における，1 回目の DNA 標識実験（Exp.(a)），及び，(b) の○印，□印，△印は，それぞれ，HIV-1 感染者における，1 回目，HAART 治療下の 2 回目，3 回目の DNA 標識実験（Exp.(b-1), Exp.(b-2), Exp.(b-3)）の標識デオキシアデノシン充填率の時系列データである．ここで，灰色の 7 日間は，重水素化グルコースの投与期間を表している．データは，*Mohri H. et al.* による論文 [147] の図 3 と図 4 から筆者らが抽出・改変した値である．

ぞれ，HIV-1 感染者における，1 回目，及び，HAART 治療下の 2 回目，3 回目の DNA 標識実験（Exp.(b-1), Exp.(b-2), Exp.(b-3)）の標識デオキシアデノシン充填率の時系列データである．ここで，灰色の 7 日間は，重水素化グルコースの投与期間を表している．今後は，これら約 50 日間の DNA 標識実験データを用いて解析していくことにする．

重水素化グルコースを用いた DNA 標識実験データの数理モデルによる解析

重水素化グルコースを用いた DNA 標識実験では，特定の細胞群から DNA を抽出した後，質量分析器を用いて DNA 中の重水素（すなわち，標識デオキシアデノシン）の充填率を測定することができる[6]．実際，重水素化グルコース投与中は，血漿中の水素原子の一部が重水素に置き換わるので，分裂した細

---

[6] BrdU を用いた DNA 標識実験では“リンパ球群における標識された細胞の頻度”を測定している一方，重水素化グルコースを用いた DNA 標識実験では“リンパ球群における DNA 中の標識されたデオキシアデノシンの頻度”を測定していることに注意する．

胞は，合成された新たなDNA分子に重水素と水素を両方取り込むことになる．しかし，生体内の全ての水素が重水素に置き換わることはないので，例えば，血漿中に含まれる重水素の充填率とDNA合成時に取り込まれる重水素の希釈率を考慮することで，DNA中の標識デオキシアデノシン充填率を補正して定量する必要がある [47, 129, 131]．重水素化グルコースを用いたDNA標識実験の詳しいプロトコールは，論文 [131] に詳しくまとめられている．

本節では，細胞数が定常状態に達しているリンパ球群におけるDNA中の標識デオキシアデノシン充填率を解析する数理モデルを考える．細胞群中のデオキシアデノシン量は細胞数に比例することより，その総量は一定である（$D(t) = D$）．また，時刻 t において，重水素で標識されたデオキシアデノシン量を $D_L(t)$，標識されていないデオキシアデノシン量を $D_U(t)$ とする．リンパ球群は，複数の細胞集団から構成されており，それぞれの細胞集団がその頻度に依存して，細胞群の分裂と死亡に寄与している．つまり，リンパ球群は，$p^* = \Sigma_{i=1}^{m}\alpha_i p_i$ という（全細胞集団の）平均分裂率で増殖すると考えることができる．さらに，DNAの複製は，半保存的複製である，すなわち，複製された2本のDNA鎖には，それぞれに1本の古い鎖と1本の新たな（水素が重水素に置換されている）鎖が含まれることに注意すれば，重水素化グルコース投与中の標識されたデオキシアデノシン量は，細胞分裂により $p^*(D_L(t) + D_U(t)) = p^* D$ だけ増加することが分かる．一方，分裂したてのリンパ球は，通常の細胞よりも活性化していることより，DNA標識実験期間におけるリンパ球群の死亡率は，（標識された細胞に）重みづけられた値である $\tilde{d} = \Sigma_{i=1}^{m}\alpha_i p_i d_i / \Sigma_{i=1}^{m}\alpha_i p_i$ と形式的に仮定することができる[7]．ここで，$\alpha_i p_i A$ は，全細胞（A）のうち細胞集団 i において重水素化グルコース投与中に単位時間当たり標識される細胞数を表し，$\alpha_i p_i d_i A$ は，単位時間当たり標識されたが消失する細胞数を表す．従って，（全細胞集団における）これら単位時間当たり消失する細胞の総数 $\Sigma_{i=1}^{m}\alpha_i p_i d_i A$ を単位時間当たり標識された細胞の総数 $\Sigma_{i=1}^{m}\alpha_i p_i A$ で割った値 $\tilde{d}$ は，標識されたリンパ球群の平均死亡率を意

[7] 論文 [6, 47, 129, 131] で調べられているように，$\tilde{d}$ は，重水素化グルコースの投与期間に依存して決まる．実際，投与期間が短ければ短いほど推定される $\tilde{d}$ の値は大きくなることが知られている [129, 131]．また，投与期間が十分長くなれば推定される $\tilde{d}$ の値は p^* の値に近づいていく [47]．すなわち，それぞれのDNA標識実験において投与期間に応じた固有の $\tilde{d}$ が決まることになる．

味している．つまり，重水素化グルコース投与中の標識されたデオキシアデノシン量は，死亡により $\tilde{d}D_L(t)$ だけ減少することが分かる．以上より重水素化グルコース投与期間における標識リンパ球ダイナミクスは，以下の標識されたデオキシアデノシン量 $D_L(t)$ の常微分方程式で表される：

$$\frac{dD_L(t)}{dt} = bp^* D - \tilde{d}D_L(t). \tag{5.11}$$

ここで，パラメーター b は，前駆物質（血漿や尿素）における重水素の充填率と DNA 合成時の希釈率をかけた定数である [47, 129, 131]．一方，重水素化グルコース投与後は，細胞分裂による標識されたデオキシアデノシンの産生がなくなることに加え，標識リンパ球の死亡により標識されたデオキシアデノシンが減少していくことより，標識デオキシアデノシンのダイナミクスは，以下の微分方程式で表される：

$$\frac{dD_L(t)}{dt} = -\tilde{d}D_L(t). \tag{5.12}$$

数理モデル (5.11) と (5.12) が線形常微分方程式であることより，重水素化グルコース投与中，および，重水素化グルコース投与後におけるリンパ球群の DNA 中の標識デオキシアデノシン充填率（$f_L(t) = D_L(t)/Db$）は，以下の解析解で表される：

$$\begin{aligned} f_L(t) &= \frac{100p^*}{\tilde{d}}(1 - e^{-\tilde{d}t}) && (t \le T_{end}), \\ f_L(t) &= \frac{100p^*}{\tilde{d}}(1 - e^{-\tilde{d}T_{end}})e^{-\tilde{d}(t-T_{end})} && (t > T_{end}). \end{aligned} \tag{5.13}$$

ここで，パラメーター T_{end} は重水素化グルコースの投与終了時刻を表しており，本 DNA 標識実験のタイムスケールにおいてリンパ球数は一定であると仮定している．*Mohri H. et al.* による論文 [147] では，DNA 中の標識デオキシアデノシン充填率を，前節で解説したリンパ球の供給モデル (5.2) にもとづいた異なる数理モデルを用いて解析していることを注釈しておく[8]．

非感染者及び HIV-1 感染者の末梢血中における $CD4^+$T 細胞のダイナミクスを定量化するために，解析解 (5.13) におけるパラメーターを推定していく[9]．

---

8) “リンパ球の供給モデル”にもとづいた数理モデル，及び，“細胞ダイナミクスの異質性モデル”にもとづいた数理モデルは，数学的にはともに同じ構造をもっているが，パラメーターのもつ意味が異なっている．どちらの数理モデルも短所と長所をもつことが報告されている一方，同じ DNA 標識実験データに対する適合性から推定される全細胞集団の平均分裂率（死亡率）はほとんど同じ値になる．“どの数理モデルが最も適しているのか？”という議論は，論文 [6, 13, 47, 70, 71] で詳しく解説されている．

9) 重水素化グルコースによる DNA 標識実験の解析解 (5.13) は，BrdU による DNA 標識実ここで，表5.2の末梢血中のCD4$^+$T細胞群のDNA中の標識デオキシアデノシン充填率と解析解(5.13)の誤差を以下の目的関数によって定義する：

$$J(\theta) = \sum_{i=1}^{N} (f_L(t_i) - \tilde{f}_L(t_i))^2 \tag{5.14}$$

Nは各DNA標識実験におけるデータ数（Exp.(a): N=14, Exp.(b-1): N=10, Exp.(b-2): N=9, Exp.(b-3): N=8），t_iは測定を行った重水素化グルコース投与経過時刻（0日から50日），$\tilde{f}_L(t_i)$は各測定時刻で計測したDNA中の標識デオキシアデノシン充填率を表している．また，$\theta = (p^*, \tilde{d})$は，解析解(5.13)において，DNA標識実験データから推定するパラメーターである（重水素化グルコースの投与終了時刻は，$T_{end} = 7$日とする）．図5.6は，目的関数(5.14)を

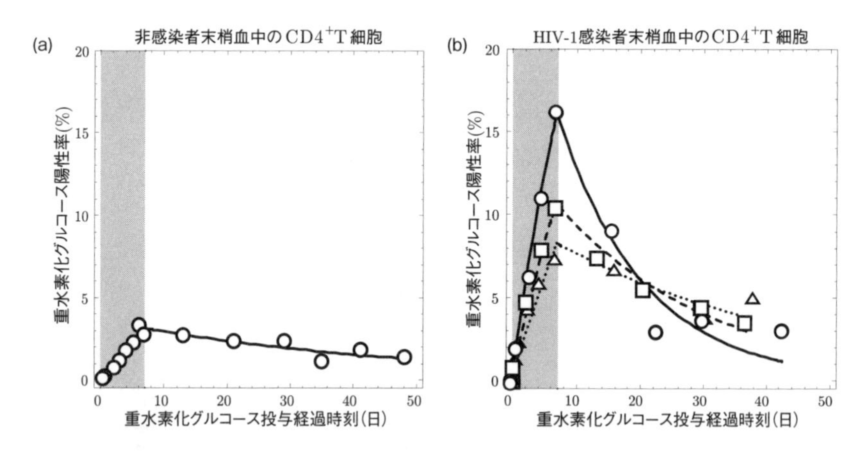

図5.6　末梢血中のCD4$^+$T細胞群におけるDNA中の標識デオキシアデノシン充填率の解析：図中(a)の実線は，非感染者における重水素化グルコース投与開始後（Exp.(a)）約50日間の標識リンパ球のダイナミクスを表している．また，(b)の実線，破線，点線は，それぞれ，HIV-1感染者における，1回目，HAART治療下の2回目，3回目のDNA標識実験（Exp.(b-1), Exp.(b-2), Exp.(b-3)）約40日間の標識リンパ球のダイナミクスである．非線形最小二乗法により目的関数(5.14)を最小にする最適なパラメーターは，Exp.(a): $p^* = 0.00477$ (day^{-1}), $\tilde{d} = 0.0213$ (day^{-1}), Exp.(b-1): $p^* = 0.0294$ (day^{-1}), $\tilde{d} = 0.0745$ (day^{-1}), Exp.(b-2): $p^* = 0.0176$ (day^{-1}), $\tilde{d} = 0.0430$ (day^{-1}), Exp.(b-3): $p^* = 0.0128$ （day^{-1}），$\tilde{d} = 0.0260$ （day^{-1}）である．

験の解析解(5.6)と異なり，標識実験開始直後の充填率曲線の傾きが全CD4$^+$T細胞の平均分裂率p^*で表されることに注意する．一方，重水素化グルコース投与終了後の充填率曲線の傾きは，標識されたCD4$^+$T細胞の平均死亡率$\tilde{d}$で表される．

最小にする最適なパラメーターを用いて計算した解析解 (5.13) による重水素化グルコース投与下における標識リンパ球のダイナミクスである．

非感染者及び HIV-1 感染者における CD4$^+$T 細胞のダイナミクス

Exp.(a) の非感染者において推定された CD4$^+$T 細胞の平均分裂率 $p^* = 0.00477$ （day^{-1}）と重みづけされた平均死亡率 $\tilde{d} = 0.0213$ （day^{-1}）は，生体内における全 CD4$^+$T 細胞の半減期が 145.3 日であり，重水素化グルコース投与中に標識された CD4$^+$T 細胞の半減期が 32.5 日であることを意味している．一方，Exp.(b-1) では，HIV-1 感染者おける全 CD4$^+$T 細胞の半減期が 23.6 日（平均分裂率は $p^* = 0.0294$ （day^{-1}））であり，重水素化グルコース投与中に標識された CD4$^+$T 細胞の半減期が 9.3 日（重みづけされた平均死亡率は $\tilde{d} = 0.0745$ （day^{-1}））であると推定されている．すなわち，HIV-1 感染者における全 CD4$^+$T 細胞の半減期は，非感染者におけるそれに比べて約 0.16 倍にも短くなっていることが示唆されるのである．このように，CD4$^+$T 細胞の半減期を比べることで，HIV-1 感染が CD4$^+$T 細胞のターンオーバーを明らかに促進していることが分かる．また，Exp.(b-2) では，HAART 治療開始約 2 か月後の HIV-1 感染者における全 CD4$^+$T 細胞の半減期が 39.4 日（平均分裂率は $p^* = 0.0176$ （day^{-1}）），Exp.(b-3) では，治療開始約 1 年後における半減期が 54.2 日（平均分裂率は $p^* = 0.0128$ （day^{-1}））であると推定された．ここで，前章の HAART 治療の実験データからも分かるように，治療開始約 2 か月後における血漿中のウイルス量は，比較的なだらかな指数的減衰期である第 2 相を示し，治療開始約 1 年後におけるウイルス量は，検出限界値以下を示すことに注意する．HAART 治療を行うことで HIV-1 感染者における全 CD4$^+$T 細胞の半減期が，治療開始数か月で開始前と比べて約 1.67 倍長くなり，治療開始 1 年で約 2.30 倍長くなっている．すなわち，HAART 治療により，HIV-1 感染者における CD4$^+$T 細胞のターンオーバーの異常促進を完全ではないがある程度正常化できることが示された．さらに，*Mohri H. et al.* による論文 [147] では，細胞増殖周期の G_1，S，G_2，M 期を通じて発現する Ki67 抗原やアポトーシスの指標である TUNEL の発現量と，血漿中のウイルス量及び CD4$^+$T 細胞のターンオーバーには正の相関があり，末梢血中の CD4$^+$T 細胞数には負の相関があることも報告している．このようにHIV-1感染による$CD4^+$T細胞のターンオーバーの異常化がHIV-1感染症の病態進行と深く関わっていることが示唆されている（次項参照）．

HIV-1感染者における$CD4^+$T細胞の枯渇メカニズム

HIV-1感染が全$CD4^+$T細胞の平均分裂率（すなわち，平均死亡率）を約6倍も増加させる一方で，1年間にわたるHAART治療は，それらの異常促進されたターンオーバーをほぼ正常な値に戻すことが分かった．このような定量的な解析から，$CD4^+$T細胞の枯渇メカニズムは，主として$CD4^+$T細胞のターンオーバーが異常促進されることに関連すると考えられる[60, 70, 71, 144, 146, 147, 172]．それでは，HIV-1感染者において，なぜターンオーバーが高くなり，なぜ$CD4^+$T細胞が枯渇するのかを考察していく[10)]．

リンパ球は，異なる2つの細胞産生（分裂）モードをもつと考えられている：すなわち，ナイーブ及び（休眠）メモリー細胞が非常に低い確率で分裂し死亡することで娘細胞が親細胞の表現型を維持している“再生的産生”と，特異的な抗原刺激を受けることで複数回にも及ぶ急速な細胞分裂（クローン増殖）を経験した後，分裂を止め，多くの細胞はアポトーシスにより死亡するが，これらのアポトーシスから逃れたいくつかの活性化細胞が最終的に休眠メモリー細胞になる“爆発的産生”である[11)]．HIV-1感染者生体内では，非感染者と比べて非常に多くの$CD4^+$T細胞が抗原や炎症性分子によって活性化された結果，細胞分裂が促進され，その大部分が死亡していると考えられる．つまり，HIV-1感染者における$CD4^+$T細胞のターンオーバーの異常化は，爆発的産生により多くの細胞が生み出され死亡する慢性的な免疫活性化によって説明できる[70, 71]．実際，図5.6において，HAART治療前のExp.(b-1)では，非感染者のExp.(a)，もしくは，HAART治療後のExp.(b-2, 3)と比べて，（すなわち，免疫活性化の程度が高ければ高いほど）重水素化グルコース投与直後の非常に

---

10) HIV-1感染症における$CD4^+$T細胞の枯渇を説明すべく，様々な枯渇メカニズムが提案されているが，本質的には未だに解決されていない問題であり，多くの物議を醸している．本節では，最も有力だと考えられている“慢性的な免疫活性化状態”の観点から，枯渇メカニズムを議論していく．また，現在考えられている$CD4^+$T細胞の枯渇メカニズムは，論文[60, 71, 144]で詳しく紹介されている．

11) 数理モデル(5.8)では，クローン増殖の後，活性化細胞への分化やアポトーシスから逃れた少数の活性化細胞が休眠メモリー細胞になる過程等を省略している．

急な充填率曲線の増加及び投与後の急な減少が見られる．これは，Exp.(b-1) では，Exp.(a) や Exp.(b-2, 3) と比べて爆発的産生が頻繁に起こり，投与期間において急速に分裂した細胞がより多く標識され，投与終了後にはこれらの標識された細胞が死亡するからである．

さらに，活性化した $CD4^{+}T$ 細胞は，HIV-1 の主要な標的細胞であることが知られている．つまり，HIV-1 感染者における $CD4^{+}T$ 細胞の爆発的産生による活性化では，アポトーシスから逃れたこれらの活性化細胞の恐らくごく一部が HIV-1 感染，もしくは，HIV-1 特異的細胞障害性 T 細胞によってさらに破壊されると考えられる．従って，HIV-1 存在下における慢性的な免疫活性化は，（現在の標識実験を用いて観測することは困難であるが）休眠メモリー $CD4^{+}T$ 細胞のコンパートメントに流入する正味の細胞数をわずかに減少させる可能性がある [71]．また，これらの休眠メモリー $CD4^{+}T$ 細胞のわずかな減少は，疾患進行に伴い休眠メモリー $CD4^{+}T$ 細胞の貯蔵量（本コンパートメントに対する流入量と流出量が釣り合った定常状態）を徐々に減少させる．実際，恒常的に維持されている休眠細胞群は，$CD4^{+}T$ 細胞の長期免疫学的タンクであることより，休眠メモリー $CD4^{+}T$ 細胞の貯蔵量の進行的な減少は，HIV-1 感染の（短期的ではなく）長期的なタイムスケールにおける $CD4^{+}T$ 細胞の枯渇の原因になり得るのである．このように，HIV-1 感染者における慢性的な免疫活性化は，ウイルス産生を維持し，休眠細胞群の恒常的な定常状態を一時的に不安定化させ徐々に減少させることで $CD4^{+}T$ 細胞の漸進的減少を駆動していると考えることができる．

まとめ

T 細胞は，胸腺で教育された後，血中やリンパ組織中で分裂し，死亡する．HIV-1 感染における T 細胞群のこういった変化をモデリングすることは，リンパ球のダイナミクスに対する定量的な情報を与え，HIV-1 感染者の $CD4^{+}T$ 細胞枯渇機構や抗ウイルス治療によるこれら T 細胞数の回復可能性を解明するための手助けになる．例えば，近年広く行われている DNA 標識実験を用いたリンパ球のダイナミクス研究から，HIV-1 感染では T 細胞の活性化が誘導され，ターンオーバーが大きくなることが示されてきた．本節では，*Mohri H. et al.* による論文 [147] で行われた重水素化グルコースを用いたDNA標識実験データを“細胞ダイナミクスの異質性モデル”で解析することで，HIV-1感染が$CD4^+$T細胞のターンオーバーを異常に促進していることを示し，その原因が爆発的産生を伴う慢性的な免疫活性化による$CD4^+$T細胞の破壊促進で説明できることを示した．また，$CD4^+$T細胞枯渇は，免疫細胞のタンクである休眠メモリー$CD4^+$T細胞の貯蔵量の漸進的な減少が原因であることも示唆している（免疫活性化駆動仮説）[70, 71]．一方，論文[146, 147]で *Mohri H. et al.* は，“リンパ球の供給モデル”を用いて同実験データを解析することで，HIV-1感染症におけるT細胞のターンオーバーの促進は，（分裂可能なコンパートメントにおける）全T細胞数の恒常性を保つためにウイルス感染により破壊された$CD4^+$T細胞を免疫系が補っていることが原因であり，漸進的減少を伴う$CD4^+$T細胞の枯渇は，これらの大量の「破壊」と「補充」のバランスが徐々に傾き，最終的に補充ペースが破壊ペースに追い付かなくなることが原因であると説明した（ウイルス感染破壊仮説）．

このように，HIV-1感染者における重水素化グルコースを用いたDNA標識実験データを説明する妥当な数理モデルとそこから導かれる$CD4^+$T細胞枯渇メカニズムの説明は，複数提唱されており，現在でも多くの研究者によって議論されている[6, 7, 60, 71, 144, 146, 147, 172]．ここで，特に，*Mohri H. et al.* による論文[146, 147]で提案されているウイルス感染破壊仮説が後の論文[60, 71, 144]で批判されている理由の一つは，胸腺や休眠細胞群から供給されるべき活性化$CD4^+$T細胞数が極めて多量になっている点である．例えば，成人における胸腺のT細胞生産力は，一般的には非常に小さいと考えられている[77, 224]．また，論文[147]で計算されているように，HIV-1感染者における1日当たり12%にも及ぶ休眠細胞群から活性化$CD4^+$T細胞への流入があるとすれば，（同じ割合で休眠細胞が補給されない限り）休眠T細胞の貯蔵は，年のオーダーでなく日のオーダーで枯渇すると予測できるからである．他方，未だ決定的な実験は行われていないが，本節でも説明した *Grossman Z. et al.* による論文[71]で提案された免疫活性化駆動仮説は，この仮説を支持するいくつかの証拠が示され始めている[60]．今後は，HIV-1感染下における慢性的な免疫活性化が休眠メモリー $CD4^+T$ 細胞の貯蔵量に及ぼす影響を定量的に扱うために，休眠リンパ細胞群のダイナミクスに焦点を当てた実験的・理論的な解析手法の開発が期待されている．

参考文献

[1] Allen TM, Mortara L, Mothe BR, Liebl M, Jing P, Calore B, Piekarczyk M, Ruddersdorf R, O'Connor DH, Wang X, Wang C, Allison DB, Altman JD, Sette A, Desrosiers RC, Sutter G and Watkins DI, Tat-vaccinated macaques do not control simian immunodeficiency virus SIVmac239 replication, *J. Virol.*, 76, 8(2002), pp4108-4112.

[2] Altfeld M and Walker BD, Less is more? STI in acute and chronic HIV-1 infection, *Nat. Med.*, 7, 8(2001), pp881-884.

[3] Althaus CL, De Vos AS, De Boer RJ, Reassessing the human immunodeficiency virus type 1 life cycle through age-structured modeling: life span of infected cells, viral generation time, and basic reproductive number, R0, *J. Virol.*, 83, 15(2009), pp7659-6780.

[4] 新井仁之, 線形代数—基礎と応用, 日本評論社, 2006.

[5] Ascher MS, Sheppard HW, Anderson RW, Krowka JF and Bremermann HJ, HIV results in the frame. Paradox remains, *Nature*, 375, 6528(1995), pp196; author reply pp198.

[6] Asquith B, Debacq C, Macallan DC, Willems L and Bangham CR, Lymphocyte kinetics: the interpretation of labelling data, *Trends. Immunol.*, 23, 12(2002), pp596-601.

[7] Asquith B, Borghans JA, Ganusov VV and Macallan DC, Lymphocyte kinetics in health and disease, *Trends. Immunol.*, 30, 4(2009), pp182-189.

[8] Baccam P, Beauchemin CAA, Macken CA, Hayden FG and Perelson AS, Kinetics of influenza A virus infection in humans, *J. Virol.*, 80, 15(2006), pp7590-7599.

[9] Bartenschlager R, Kaul A and Sparacio S, Replication of the hepatitis C virus in cell culture, *Antiviral Res.*, 60, 2(2003), pp91-102.

[10] Beauchemin CAA, McSharry JJ, Drusano GL, Nguyen JT, Went GT, Ribeiro RM and Perelson AS, Modeling amantadine treatment of influenza A virus in vitro, *J. Theor. Biol.*, 254, 2(2008), pp439-451.

[11] Beauchemin CAA and Handel A, A review of mathematical models of influenza A infections within a host or cell culture: Lessons learned and challenges ahead, *BMC Public Health.*, 11, Suppl 1(2011), S7.

[12] Blankson JN, Persaud D and Siliciano RF, The challenge of viral reservoirs in HIV-1 infection, *Annu. Rev. Med.*, 53, (2002), pp557-593.

[13] Borghans JA and de Boer RJ, Quantification of T-cell dynamics: from telomeres to DNA labeling, *Immunol. Rev.*, 216, (2007), pp35-47.

[14] Both GW, Sleigh MJ, Cox NJ and Kendal AP, Antigenic drift in influenza virus H3 hemagglutinin from 1968 to 1980: Multiple evolutionary pathways and sequential amino acid changes at key antigenic sites, *J. Virol.*, 48, 1(1983), pp52-60.

[15] Broussard SR, Staprans SI, White R, Whitehead EM, Feinberg MB and Allan JS, Simian immunodeficiency virus replicates to high levels in naturally infected African green monkeys without inducing immunologic or neurologic disease, *J. Virol.*, 75, 5(2001), pp2262-2275.

[16] Buianouckas FR, HIV results in the frame. HIV an illusion, *Nature*, 375, 6528(1995), pp197; author reply pp198.

[17] Bukrinsky M, Manogue K and Cerami A, HIV results in the frame. Other approaches, *Nature*,

375, 6528(1995), pp195-196; author reply pp198.

[18] Carrat F, Vergu E, Ferguson NM, Lemaitre M, Cauchemez S, Leach S and Valleron AJ, Time lines of infection and disease in human influenza: a review of volunteer challenge studies, *Am. J. Epidemiol.*, 167, 7(2008), pp775-785.

[19] Centers for Disease Control (CDC), Pneumocystis pneumonia–Los Angeles, *MMWR. Morb. Mortal. Wkly. Rep.*, 30, 21(1981), pp250-252.

[20] Ciupe MS, Bivort BL, Bortz DM and Nelson PW, Estimating kinetic parameters from HIV primary infection data through the eyes of three different mathematical models, *Math. Biosci.*, 200, 1(2006), pp1-27.

[21] Ciupe SM, Ribeiro RM, Nelson PW, Dusheiko G and Perelson AS, The role of cells refractory to productive infection in acute hepatitis B viral dynamics, *Proc. Natl. Acad. Sci. USA.*, 104, 12(2007), pp5050-5055.

[22] Chen HY, Di Mascio M, Perelson AS, Ho DD and Zhang L, Determination of virus burst size in vivo using a single-cycle SIV in rhesus macaques, *Proc. Natl. Acad. Sci. USA.*, 104, 48(2007), pp19079-19084.

[23] Choo QL, Kuo G, Weiner AJ, Overby LR, Bradley DW and Houghton M, Isolation of a cDNA clone derived from a blood-borne non-A, non-B viral hepatitis genome, *Science*, 244, 4902(1989), pp359-362.

[24] Cocohoba J and Dong BJ, Raltegravir: the first HIV integrase inhibitor, *Clin. Ther.*, 30, 10(2008), pp1747-1765.

[25] Coffin JM, HIV population dynamics in vivo: implications for genetic variation, pathogenesis, and therapy, *Science*, 267, 5179(1995), pp483-489.

[26] Cohen J, Monkey-human viral hybrid is new weapon in AIDS fight, *Science*, 257, 5069(1992), pp478.

[27] Cohen J, HIV prevention. Halting HIV/AIDS epidemics, *Science*, 334, 6061(2011), pp1338-1340.

[28] Cooper DA and Lange JM, Peptide inhibitors of virus-cell fusion: enfuvirtide as a case study in clinical discovery and development, *Lancet Infect. Dis.*, 4, 7(2004), pp426-436.

[29] Cornberg M, Wedemeyer H and Manns MP, Treatment of chronic hepatitis C with PEGylated interferon and ribavirin, *Curr. Gastroenterol. Rep.*, 4, 1(2002), pp23-30.

[30] Courgnaud V, Formenty P, Akoua-Koffi C, Noe R, Boesch C, Delaporte E and Peeters M, Partial molecular characterization of two simian immunodeficiency viruses (SIV) from African colobids: SIVwrc from Western red colobus (Piliocolobus badius) and SIVolc from olive colobus (Procolobus verus), *J. Virol.*, 77, 1(2003), pp744-748.

[31] Cox NJ and Bender CA, The molecular epidemiology of influenza viruses, *Semin. Virol.*, 6, 6(1995), pp359-70.

[32] Crotty S, Cameron CE and Andino R, RNA virus error catastrophe: direct molecular test by using ribavirin, *Proc. Natl. Acad. Sci. USA.*, 98, 12(2001), pp6895-6900.

[33] Crotty S and Andino R, Implications of high RNA virus mutation rates: lethal mutagenesis and the antiviral drug ribavirin, *Microbes. Infect.*, 4, 13(2002), pp1301-1307.

[34] Dahari H, Ribeiro RM, Rice CM and Perelson AS, Mathematical modeling of subgenomic hepatitis C virus replication in Huh-7 cells, *J. Virol.*, 81, 2(2007), pp750-760.

[35] Dahari H, Ribeiro RM and Perelson AS, Triphasic decline of hepatitis C virus RNA during antiviral therapy, *Hepatology*, 46, 1(2007), pp16-21.

[36] Dandri M, Murray JM, Lutgehetmann M, Volz T, Lohse AW and Petersen J, Virion half-life in chronic hepatitis B infection is strongly correlated with levels of viremia, *Hepatology*, 48, 4(2008), pp1079-1086.

[37] Dahari H, Sainz B Jr, Perelson AS and Uprichard SL, Modeling subgenomic hepatitis C virus RNA kinetics during treatment with alpha interferon, *J. Virol.*, 83, 13(2009), pp6383-6890.

[38] Dahari H, Guedj J, Perelson AS and Layden TJ, Hepatitis C viral kinetics in the era of direct

acting antiviral agents and IL28B, *Curr. Hepat. Rep.*, 10, 3(2011), pp214-227.

[39] Daniel MD, Letvin NL, King NW, Kannagi M, Sehgal PK, Hunt RD, Kanki PJ, Essex M and Desrosiers RC, Isolation of T-cell tropic HTLV-III-like retrovirus from macaques, *Science*, 228, 4704(1985), pp1201-1204.

[40] Daniel MD, Kirchhoff F, Czajak SC, Sehgal PK and Desrosiers RC, Protective effects of a live attenuated SIV vaccine with a deletion in the nef gene, *Science*, 258, 5090(1992), pp1938-1941.

[41] Davenport MP, Ribeiro RM and Perelson AS, Kinetics of virus-specific CD8+ T cells and the control of human immunodeficiency virus infection, *J. Virol.*, 78, 18(2004), pp10096-10103.

[42] Debacq C, Asquith B, Kerkhofs P, Portetelle D, Burny A, Kettmann R and Willems L, Increased cell proliferation, but not reduced cell death, induces lymphocytosis in bovine leukemia virus-infected sheep, *Proc. Natl. Acad. Sci. USA.*, 99, 15(2002), pp10048-10053.

[43] De Boer RJ, Oprea M, Antia R, Murali-Krishna K, Ahmed R and Perelson AS, Recruitment times, proliferation, and apoptosis rates during the CD8(+) T-cell response to lymphocytic choriomeningitis virus, *J. Virol.*, 75, 22(2001), pp10663-10669.

[44] De Boer RJ, Mohri H, Ho DD and Perelson AS, Turnover rates of B cells, T cells, and NK cells in simian immunodeficiency virus-infected and uninfected rhesus macaques, *J. Immunol.*, 170, 5(2003), pp2479-2487.

[45] De Boer RJ, Mohri H, Ho DD and Perelson AS, Estimating average cellular turnover from 5-bromo-2'-deoxyuridine (BrdU) measurements, *Proc. Biol. Sci.*, 270, 1517(2003), pp849-858.

[46] De Boer RJ, Understanding the failure of CD8+ T-cell vaccination against simian/human immunodeficiency virus, *J. Virol.*, 81, 6(2007), pp2838-2848.

[47] De Boer RJ and Perelson AS, Quantifying T lymphocyte turnover, *J. Theor. Biol.*, 327(2013), pp45-87.

[48] Desrosiers RC, Simian immunodeficiency viruses, *Annu. Rev. Microbiol.*, 42(1988), pp607-625.

[49] Dimitrov DS, Willey RL, Sato H, Chang LJ, Blumenthal R and Martin MA, Quantitation of human immunodeficiency virus type 1 infection kinetics, *J. Virol.*, 67, 4(1993), pp2182-2190.

[50] Dimitrov DS and Martin MA, HIV results in the frame. CD4+ cell turnover, *Nature*, 375, 6528(1995), pp194-195; author reply pp198.

[51] Dinoso JB, Rabi SA, Blankson JN, Gama L, Mankowski JL, Siliciano RF, Zink MC and Clements JE, A simian immunodeficiency virus-infected macaque model to study viral reservoirs that persist during highly active antiretroviral therapy, *J. Virol.*, 83, 18(2009), pp9247-9257.

[52] Dixit NM, Layden-Almer JE, Layden TJ and Perelson AS, Modelling how ribavirin improves interferon response rates in hepatitis C virus infection, *Nature*, 432, 7019(2004), pp922-924.

[53] Dobrovolny HM, Baron MJ, Gieschke R, Davies BE, Jumbe NL and Beauchemin CAA, Exploring cell tropism as a possible contributor to influenza infection severity, *PLoS One*, 5, 11(2010), e13811.

[54] Dobrovolny HM, Gieschke R, Davies BE, Jumbe NL and Beauchemin CAA, Neuraminidase inhibitors for treatment of human and avian strain influenza: A comparative modeling study, *J. Theor. Biol.*, 269, 1(2011), pp234-244.

[55] Duesberg P and Bialy H, HIV results in the frame. HIV an illusion, *Nature*, 375, 6528(1995), pp197; author reply pp198.

[56] Dusheiko G, Main J, Thomas H, Reichard O, Lee C, Dhillon A, Rassam S, Fryden A, Reesink H, Bassendine M, Norkrans G, Cuypers T, Lelie N, Telfer P, Watson J, Weegink C, Sillikens P and Weiland O, Ribavirin treatment for patients with chronic hepatitis C: results of a placebo-controlled study, *J. Hepatol.*, 25, 5(1996), pp591-898.

[57] Eckstein DA, Penn ML, Korin YD, Scripture-Adams DD, Zack JA, Kreisberg JF, Roederer M, Sherman MP, Chin PS and Goldsmith MA, HIV-1 actively replicates in naive CD4(+) T cells residing within human lymphoid tissues, *Immunity*, 15, 4(2001), pp671-682.

[58] Emery VC and Griffiths PD, Prediction of cytomegalovirus load and resistance patterns after antiviral chemotherapy, *Proc. Natl. Acad. Sci. USA.*, 97, 14(2000), pp8039-8044.

[59] Evans MJ, von Hahn T, Tscherne DM, Syder AJ, Panis M, Wolk B, Hatziioannou T, McKeating JA, Bieniasz PD and Rice CM, Claudin-1 is a hepatitis C virus co-receptor required for a late step in entry, *Nature*, 446, 7137(2007), pp801-805.

[60] Feinberg MB, McCune JM, Miedema F, Moore JP and Schuitemaker H, HIV tropism and CD4+ T-cell depletion, *Nat. Med.*, 8, 6(2002), pp537.

[61] Finzi D, Hermankova M, Pierson T, Carruth LM, Buck C, Chaisson RE, Quinn TC, Chadwick K, Margolick J, Brookmeyer R, Gallant J, Markowitz M, Ho DD, Richman DD and Siliciano RF, Identification of a reservoir for HIV-1 in patients on highly active antiretroviral therapy, *Science*, 278, 5341(1997), pp1295-300.

[62] Fouchier RA, Munster V, Wallensten A, Bestebroer TM, Herfst S, Smith D, Rimmelzwaan GF, Olsen B, and Osterhaus AD, Characterization of a novel influenza A virus hemagglutinin subtype (H16) obtained from black-headed gulls, *J. Virol.*, 79, 5(2005), pp2814-22.

[63] Fukasawa M, Miura T, Hasegawa A, Morikawa S, Tsujimoto H, Miki K, Kitamura T and Hayami M, Sequence of simian immunodeficiency virus from African green monkey, a new member of the HIV/SIV group, *Nature*, 333, 6172(1988), pp457-461.

[64] Fukuhara M, Iwami S, Sato K, Nishimura Y, Shimizu H, Aihara K and Koyanagi Y, Quantification of the dynamics of enterovirus 71 infection by experimental-mathematical investigation, *J. Virol.*, 87, 1(2013), pp701-705.

[65] Fultz PN, Nonhuman primate models for AIDS, *Clin. Infect. Dis.*, 17, Suppl 1(1993), S230-5.

[66] Frese M, Pietschmann T, Moradpour D, Haller O and Bartenschlager R, Interferon-alpha inhibits hepatitis C virus subgenomic RNA replication by an MxA-independent pathway, *J. Gen. Virol.*, 82, 4(2001), pp723-733.

[67] Gardner MB, The history of simian AIDS, *J. Med. Primatol.*, 25, 3(1996), pp148-157.

[68] Goldstein S, Brown CR, Dehghani H, Lifson JD and Hirsch VM, Intrinsic susceptibility of rhesus macaque peripheral CD4(+) T cells to simian immunodeficiency virus in vitro is predictive of in vivo viral replication, *J. Virol.*, 74, 20(2000), pp9388-9395.

[69] Gratzner HG, Monoclonal antibody to 5-bromo- and 5-iododeoxyuridine: A new reagent for detection of DNA replication, *Science*, 218, 4571(1982), pp474-475.

[70] Grossman Z, Herberman RB, Dimitrov DS, T Cell Turnover in SIV Infection, *Science*, 284, 5414(1999), pp555a-555b.

[71] Grossman Z, Meier-Schellersheim M, Sousa AE, Victorino RM and Paul WE, CD4+ T-cell depletion in HIV infection: are we closer to understanding the cause?, *Nat. Med.*, 8, 4(2002), pp319-323.

[72] Guo JT, Bichko VV and Seeger C, Effect of alpha interferon on the hepatitis C virus replicon, *J. Virol.*, 75, 18(2001), pp8516-8523.

[73] Havlir DV, Eastman S, Gamst A and Richman DD, Nevirapine-resistant human immunodeficiency virus: kinetics of replication and estimated prevalence in untreated patients, *J. Virol.*, 70, 11(1996), pp7894-7899.

[74] 原 惟行, 松永秀章, 常微分方程式入門, 共立出版, 2009.

[75] Harouse JM, Gettie A, Tan RC, Blanchard J and Cheng-Mayer C, Distinct pathogenic sequela in rhesus macaques infected with CCR5 or CXCR4 utilizing SHIVs, *Science*, 284, 5415(1999), pp816-819.

[76] Handel A, Longini IM Jr and Antia R, Neuraminidase inhibitor resistance in influenza: assessing the danger of its generation and spread, *PLoS Comput. Biol.*, 3, 12(2007), e240.

[77] Haynes BF, Markert ML, Sempowski GD, Patel DD and Hale LP, The role of the thymus in immune reconstitution in aging, bone marrow transplantation, and HIV-1 infection, *Annu. Rev. Immunol.*, 18, 2000, pp529-560.

[78] Hazenberg MD, Hamann D, Schuitemaker H and Miedema F, T cell depletion in HIV-1

infection: how CD4+ T cells go out of stock, *Nat. Immunol.*, 1, 4(2000), pp285-289.

[79] Hellerstein MK and Neese RA, Mass isotopomer distribution analysis: a technique for measuring biosynthesis and turnover of polymers, *Am. J. Physiol.*, 263, 5 Pt 1(1992), E988-1001.

[80] Herrmann E, Lee JH, Marinos G, Modi M and Zeuzem S, Effect of ribavirin on hepatitis C viral kinetics in patients treated with pegylated interferon, *Hepatology*, 37, 6(2003), pp1351-1358.

[81] Hinshaw VS, Olsen CW, Dybdahl-Sissoko N and Evans D, Apoptosis: A mechanism of cell killing by influenza A and B viruses, *J. Virol.*, 68, 6(1994), pp3667-3673.

[82] Hiroishi K, Kita H, Kojima M, Okamoto H, Moriyama T, Kaneko T, Ishikawa T, Ohnishi S, Aikawa T, Tanaka N, Yazaki Y, Mitamura K and Imawari M, Cytotoxic T lymphocyte response and viral load in hepatitis C virus infection, *Hepatology*, 25, 3(1997), pp705-712.

[83] Hirsch VM, Olmsted RA, Murphey-Corb M, Purcell RH and Johnson PR, An African primate lentivirus (SIVsm) closely related to HIV-2, *Nature*, 339, 6223(1989), pp389-392.

[84] Hlavacek WS, Stilianakis NI, Notermans DW, Danner SA and Perelson AS, Influence of follicular dendritic cells on decay of HIV during antiretroviral therapy, *Proc. Natl. Acad. Sci. USA.*, 97, 20(2000), pp10966-10971.

[85] Ho DD, Neumann AU, Perelson AS, Chen W, Leonard JM and Markowitz M, Rapid turnover of plasma virions and CD4 lymphocytes in HIV-1 infection, *Nature*, 373, 6510(1995), pp123-126.

[86] Ho DD and Zhang L, HIV-1 rebound after anti-retroviral therapy, *Nat. Med.*, 6, 7(2000), pp736-737.

[87] Hofmann WP and Zeuzem S, A new standard of care for the treatment of chronic HCV infection, *Nat. Rev. Gastroenterol Hepatol.*, 8, 5(2011), pp257-264.

[88] Holder BP and Beauchemin CAA, Exploring the effect of biological delays in kinetic models of influenza within a host or cell culture, *BMC Public Health.*, 11, Suppl 1(2011), S10.

[89] Horiike M, Iwami S, Kodama M, Sato A, Watanabe Y, Yasui M, Ishida Y, Kobayashi T, Miura T and Igarashi T, Lymph nodes harbor viral reservoirs that cause rebound of plasma viremia in SIV-infected macaques upon cessation of combined antiretroviral therapy, *Virology*, 423, 2(2012), pp107-118.

[90] Horscroft N, Lai VC, Cheney W, Yao N, Wu JZ, Hong Z and Zhong W, Replicon cell culture system as a valuable tool in antiviral drug discovery against hepatitis C virus, *Antivir. Chem. Chemother.*,16, 1(2005), pp1-12.

[91] Igarashi T, Brown C, Azadegan A, Haigwood N, Dimitrov D, Martin MA and Shibata R, Human immunodeficiency virus type 1 neutralizing antibodies accelerate clearance of cell-free virions from blood plasma, *Nat. Med.*, 5, 2(1999), pp211-216.

[92] Igarashi T, Brown CR, Endo Y, Buckler-White A, Plishka R, Bischofberger N, Hirsch V and Martin MA, Macrophage are the principal reservoir and sustain high virus loads in rhesus macaques after the depletion of CD4+ T cells by a highly pathogenic simian immunodeficiency virus/HIV type 1 chimera (SHIV): Implications for HIV-1 infections of humans, *Proc. Natl. Acad. Sci. USA.*, 98, 2(2001), pp658-663.

[93] Igarashi M, Ito K, Yoshida R, Tomabechi D, Kida H and Takada A, Predicting the antigenic structure of the pandemic (H1N1) 2009 influenza virus hemagglutinin, *PLoS One*, 5, 1(2010), e8553.

[94] Ikeda H, de Boer RJ, Sato K, Morita S, Misawa N, Koyanagi Y, Aihara K and Iwami S, Improving the estimation of the death rate of infected cells from time course data during the acute phase of virus infections: application to acute HIV-1 infection in a humanized mouse model, *Theor. Biol. Med. Model.*, 11, 1(2014):22.

[95] Ito K, Igarashi M, Miyazaki Y, Murakami T, Iida S, Kida H and Takada A, Gnarled-trunk evolutionary model of influenza A virus hemagglutinin, *PLoS One*, 6, 10(2011), e25953.

[96] 伊藤公人, 数理科学はインフルエンザウイルスの変異を予測できるか？ , 応用数理, 22, 3(2012),

pp183-92.

[97] Izumi T, Io K, Matsui M, Shirakawa K, Shinohara M, Nagai Y, Kawahara M, Kobayashi M, Kondoh H, Misawa N, Koyanagi Y, Uchiyama T and Takaori-Kondo A, HIV-1 viral infectivity factor interacts with TP53 to induce G2 cell cycle arrest and positively regulate viral replication, *Proc. Natl. Acad. Sci. USA.*, 107, 48(2010), pp20798-20803.

[98] 稲葉 寿, 数理人口学, 東京大学出版会, 2002.

[99] 稲葉 寿, 感染症の数理モデル, 培風館, 2008.

[100] Inoue K, Umehara T, Ruegg UT, Yasui F, Watanabe T, Yasuda H, Dumont JM, Scalfaro P, Yoshiba M and Kohara M, Evaluation of a cyclophilin inhibitor in hepatitis C virus-infected chimeric mice in vivo, *Hepatology*, 45, 4(2007), pp921-928.

[101] Ishikawa F, Yoshida S, Saito Y, Hijikata A, Kitamura H, Tanaka S, Nakamura R, Tanaka T, Tomiyama H, Saito N, Fukata M, Miyamoto T, Lyons B, Ohshima K, Uchida N, Taniguchi S, Ohara O, Akashi K, Harada M and Shultz LD, Chemotherapy-resistant human AML stem cells home to and engraft within the bone-marrow endosteal region, *Nat. Biotechnol.*, 25, 11(2007), pp1315-1321.

[102] Ishikawa F, Humanized model for acute myeloid leukemia, *Nippon Rinsho*, 67, 10(2009), pp1984-1990.

[103] 石川文彦, ヒト化マウスを用いた病態解析, *Jpn. J. Clin. Immunol.*, 33, 6(2010), pp304-311.

[104] Iwami S, Holder BP, Beauchemin CA, Morita S, Tada T, Sato K, Igarashi T and Miura T, Quantification system for the viral dynamics of a highly pathogenic simian/human immunodeficiency virus based on an in vitro experiment and a mathematical model, *Retrovirology*, 9(2012), 18.

[105] 岩見真吾, 佐藤 佳, 小柳義夫, ヒト化マウスを用いたヒト特異的疾患研究のイノベーション：応用数学と実験医学の融合, 応用数理, 22, 2(2012), pp85-99.

[106] 岩見真吾, 佐藤 佳, 合原一幸, 波江野 洋, 錦織桃子, 高折晃史, 小柳義夫, 細胞のダイナミクスを記述する一疾患研究のイノベーションへ, 科学, 83, 10(2013), pp1184-1189.

[107] 巌佐 庸, 数理生物学入門, 共立出版, 1998.

[108] 加藤孝宣, 脇田隆字, C型肝炎ウイルス培養細胞感染系の確立, ウイルス, 55, 2(2005), pp287-295.

[109] Kaur A, Di Mascio M, Barabasz A, Rosenzweig M, McClure HM, Perelson AS, Ribeiro RM and Johnson RP, Dynamics of T- and B-lymphocyte turnover in a natural host of simian immunodeficiency virus, *J. Virol.*, 82, 3(2008), pp1084-1093.

[110] Kempf DJ, Marsh KC, Denissen JF, McDonald E, Vasavanonda S, Flentge CA, Green BE, Fino L, Park CH, Kong XP, NE Wideburg, A Saldivar, L Ruiz, WM Kati, HL Sham, T Robins, KD Stewart, A Hsu, JJ Platrner, JM Leonard and DW Norbeck, ABT-538 is a potent inhibitor of human immunodeficiency virus protease and has high oral bioavailability in humans, *Proc. Natl. Acad. Sci. USA.*, 92, 7(1995), pp2484-2488.

[111] Kestler HW 3rd, Ringler DJ, Mori K, Panicali DL, Sehgal PK, Daniel MD and Desrosiers RC, Importance of the nef gene for maintenance of high virus loads and for development of AIDS, *Cell*, 65, 4(1991), pp651-662.

[112] Kida H, Shortridge KF and Webster RG, Origin of the hemagglutinin gene of H3N2 influenza viruses from pigs in China, *Virology*, 162, 1(1980), pp160-6.

[113] Kida H, Yanagawa R, and Matsuoka Y, Duck influenza lacking evidence of disease signs and immune response, *Infect. and Immun.*, 30, 2(1980), pp547-53.

[114] Korobeinikov R, Global properties of basic virus dynamics models, *Bull. Math. Biol.*, 66, 4(2004), pp879-883.

[115] Kovacs JA, Lempicki RA, Sidorov IA, Adelsberger JW, Herpin B, Metcalf JA, Sereti I, Polis MA, Davey RT, Tavel J, Falloon J, Stevens R, Lambert L, Dewar R, Schwartzentruber DJ, Anver MR, Baseler MW, Masur H, Dimitrov DS and Lane HC, Identification of dynamically distinct subpopulations of T lymphocytes that are differentially affected by HIV, *J. Exp. Med.*, 194, 12(2001), pp1731-1741.

[116] 小柳義夫, HIV 感染増殖とその宿主細胞性因子の概略：細胞への侵入者の軌跡, ウイルス, 55, 2(2005), pp251-258.

[117] Kozyrev IL, Ibuki K, Shimada T, Kuwata T, Takemura T, Hayami M and Miura T, Characterization of less pathogenic infectious molecular clones derived from acute-pathogenic SHIV-89.6p stock virus, *Virology*, 282, 1(2001), pp6-13.

[118] Kuwata T, Miura T and Hayami M, Using SHIVs to develop an anti-HIV-1 live-attenuated vaccine, *Trends Microbiol.*, 9, 10(2001), pp475-480.

[119] Lai S, Page JB and Lai H, HIV results in the frame. Paradox remains, *Nature*, 375, 6528(1995), pp196-197; author reply pp198.

[120] Lau JY, Tam RC, Liang TJ and Hong Z, Mechanism of action of ribavirin in the combination treatment of chronic HCV infection, *Hepatology*, 35, 5(2002), pp1002-1009.

[121] Laver WG, Air GM and Webster RG, Mechanism of antigenic drift in influenza virus : Amino acid sequence changes in an antigenically active region of Hong-Kong (H3N2) influenza virus hemagglutinin, *J. Mol. Biol.*, 145, 2(1981), pp339-61.

[122] Layden-Almer JE, Ribeiro RM, Wiley T, Perelson AS and Layden TJ, Viral dynamics and response differences in HCV-infected African American and white patients treated with IFN and ribavirin, *Hepatology*, 37, 6(2003), pp1343-1350.

[123] Li Q, Duan L, Estes JD, Ma ZM, Rourke T, Wang Y, Reilly C, Carlis J, Miller CJ and Haase AT, Peak SIV replication in resting memory CD4+ T cells depletes gut lamina propria CD4+ T cells, *Nature*, 434, 7037(2005), pp1148-1152.

[124] Lindenbach BD, Evans MJ, Syder AJ, Wolk B, Tellinghuisen TL, Liu CC, Maruyama T, Hynes RO, Burton DR, McKeating JA and Rice CM, Complete replication of hepatitis C virus in cell culture, *Science*, 309, 5734(2005), pp623-626.

[125] Little SJ, McLean AR, Spina CA, Richman DD and Havlir DV, Viral dynamics of acute HIV-1 infection, *J. Exp. Med.*, 190, 6(1999), pp841-850.

[126] Lohmann V, Korner F, Koch J, Herian U, Theilmann L and Bartenschlager R, Replication of subgenomic hepatitis C virus RNAs in a hepatoma cell line, *Science*, 285, 5424(1999), pp110-113.

[127] Loveday C, Kaye S, Tenant-Flowers M, Semple M, Ayliffe U, Weller IV and Tedder RS, HIV-1 RNA serum-load and resistant viral genotypes during early zidovudine therapy, *Lancet*, 345, 8953(1995), pp820-824.

[128] Lowenstine LJ, Pedersen NC, Higgins J, Pallis KC, Uyeda A, Marx P, Lerche NW, Munn RJ and Gardner MB, Seroepidemiologic survey of captive Old-World primates for antibodies to human and simian retroviruses, and isolation of a lentivirus from sooty mangabeys (Cercocebus atys), *Int. J. Cancer.*, 38, 4(1986), pp563-574.

[129] Macallan DC, Asquith B, Irvine AJ, Wallace DL, Worth A, Ghattas H, Zhang Y, Griffin GE, Tough DF and Beverley PC, Measurement and modeling of human T cell kinetics, *Eur. J. Immunol.*, 33, 8(2003), pp2316-2326.

[130] Macallan DC, Wallace DL, Zhang Y, Ghattas H, Asquith B, de Lara C, Worth A, Panayiotakopoulos G, Griffin GE, Tough DF and Beverley PC, B-cell kinetics in humans: rapid turnover of peripheral blood memory cells, *Blood*, 105, 9(2005), pp3633-3640.

[131] Macallan DC, Asquith B, Zhang Y, de Lara C, Ghattas H, Defoiche J and Beverley PC, Measurement of proliferation and disappearance of rapid turnover cell populations in human studies using deuterium-labeled glucose, *Nat. Protoc.*, 4, 9(2009), pp1313-1327.

[132] Manns MP, McHutchison JG, Gordon SC, Rustgi VK, Shiffman M, Reindollar R, Goodman ZD, Koury K, Ling M and Albrecht JK, Peginterferon alfa-2b plus ribavirin compared with interferon alfa-2b plus ribavirin for initial treatment of chronic hepatitis C: a randomised trial, *Lancet*, 358, 9286(2001), pp958-965.

[133] Mansky LM and Temin HM, Lower in vivo mutation rate of human immunodeficiency virus type 1 than that predicted from the fidelity of purified reverse transcriptase, *J. Virol.*, 69,

8(1995), pp5087-5094.

[134] Markowitz M, Louie M, Hurley A, Sun E, Di Mascio M, Perelson AS and Ho DD, A novel antiviral intervention results in more accurate assessment of human immunodeficiency virus type 1 replication dynamics and T-cell decay in vivo, *J. Virol.*, 77, 8(2003), pp5037-5038.

[135] Matsuda K, Inaba K, Fukazawa Y, Matsuyama M, Ibuki K, Horiike M, Saito N, Hayami M, Igarashi T and Miura T, In vivo analysis of a new R5 tropic SHIV generated from the highly pathogenic SHIV-KS661, a derivative of SHIV-89.6, *Virology*, 399, 1(2010), pp134-143.

[136] Mattapallil JJ, Douek DC, Hill B, Nishimura Y, Martin M and Roederer M, Massive infection and loss of memory CD4+ T cells in multiple tissues during acute SIV infection, *Nature*, 434, 7037(2005), pp1093-1097.

[137] McHutchison JG, Gordon SC, Schiff ER, Shiffman ML, Lee WM, Rustgi VK, Goodman ZD, Ling MH, Cort S and Albrecht JK, Interferon alfa-2b alone or in combination with ribavirin as initial treatment for chronic hepatitis C. Hepatitis Interventional Therapy Group, *N. Engl. J. Med.*, 339, 21(1998), pp1485-1492.

[138] Mellors JW, Viral-load tests provide valuable answers, *Sci. Am.*, 279, 1(1998), pp90-93.

[139] Mercer DF, Schiller DE, Elliott JF, Douglas DN, Hao C, Rinfret A, Addison WR, Fischer KP, Churchill TA, Lakey JR, Tyrrell DL and Kneteman NM, Hepatitis C virus replication in mice with chimeric human livers, *Nat. Med.*, 7, 8(2001), pp927-933.

[140] Miao H, Hollenbaugh JA, Zand MS, Holden-Wiltse J, Mosmann TR, Perelson AS, Wu H and Topham DJ, Quantifying the early immune response and adaptive immune response kinetics in mice infected with influenza A virus, *J. Virol.*, 84, 13(2010), pp6687-6698.

[141] Miao H, Xia X, Perelson AS and Wu H, On identifiability of nonlinear ODE models and applications in viral dynamics, *SIAM Rev.*, 53, 1(2011), pp3-39.

[142] Michie C, HIV results in the frame. Toxic shock, *Nature*, 375, 6528(1995), pp197-198; author reply pp198.

[143] Mitchell H, Levin D, Forrest S, Beauchemin CAA, Tipper J, Knight J, Donart N, Layton RC, Pyles J, Gao P, Harrod KS, Perelson AS and Koster F, Higher level of replication efficiency of 2009 (H1N1) pandemic influenza virus than those of seasonal and avian strains: kinetics from epithelial cell culture and computational modeling, *J. Virol.*, 85, 2(2011), pp1125-1135.

[144] McCune JM, The dynamics of CD4+ T-cell depletion in HIV disease, *Nature*, 410, 6831(2001), pp974-979.

[145] Mohler L, Flockerzi D, Sann H and Reichl U, Mathematical model of influenza A virus production in large-scale microcarrier culture, *Biotechnol. Bioeng.*, 90, 1(2005), pp46-58.

[146] Mohri H, Bonhoeffer S, Monard S, Perelson AS and Ho DD, Rapid turnover of T lymphocytes in SIV-infected rhesus macaques, *Science*, 279, 5354(1998), pp1223-1227.

[147] Mohri H, Perelson AS, Tung K, Ribeiro RM, Ramratnam B, Markowitz M, Kost R, Hurley A, Weinberger L, Cesar D, Hellerstein MK and Ho DD, Increased turnover of T lymphocytes in HIV-1 infection and its reduction by antiretroviral therapy, *J. Exp. Med.*, 194, 9(2001), pp1277-1287.

[148] Mosier DE, HIV results in the frame. CD4+ cell turnover, *Nature*, 375, 6528(1995), pp193-194; author reply pp198.

[149] Murphy BR, Rennels MB, Douglas R, Betts Jr. RF, Couch RB, Cate T, Chanock Jr. RM, Kendal AP, Maassab HF, Suwanagool S, Sotman SB, Cisneros LA, Anthony WC, Nalin DR and Levine MM, Evaluation of influenza A/Hong Kong/123/77 (H1N1) ts-1A2 and cold-adapted recombinant viruses in seronegative adult volunteers, *Infect. Immun.*, 29, 2(1980), pp348-355.

[150] Murray JM, Purcell RH and Wieland SF, The half-life of hepatitis B virions, *Hepatology*, 44, 5(2006), pp1117-1121.

[151] Murray JM, Emery S, Kelleher AD, Law M, Chen J, Hazuda DJ, Nguyen BY, Teppler H and Cooper DA, Antiretroviral therapy with the integrase inhibitor raltegravir alters decay

kinetics of HIV, significantly reducing the second phase, *AIDS*, 21, 17(2007), pp2315-2321.

[152] 内藤敏機, 原 惟行, 日野義之, 宮崎倫子, タイムラグをもつ微分方程式—関数微分方程式入門, 牧野書店, 2002.

[153] Nakabayashi J and Sasaki A, A mathematical model of the intracellular replication and within host evolution of hepatitis type B virus: Understanding the long time course of chronic hepatitis, *J. Theor. Biol.*, 269, 1(2011), pp318-329.

[154] Nakabayashi J, A compartmentalization model of hepatitis C virus replication: An appropriate distribution of HCV RNA for the effective replication, *J. Theor. Biol.*, 300, 2012, pp110-117.

[155] Nelson DR, Marousis CG, Davis GL, Rice CM, Wong J, Houghton M and Lau JY, The role of hepatitis C virus-specific cytotoxic T lymphocytes in chronic hepatitis C, *J. Immunol.*, 158, 3(1997), pp1473-1481.

[156] Neumann AU, Lam NP, Dahari H, Gretch DR, Wiley TE, Layden TJ and Perelson AS, Hepatitis C viral dynamics in vivo and the antiviral efficacy of interferon-alpha therapy, *Science*, 282, 5386(1998), pp103-107.

[157] Neumann G, Noda T and Kawaoka Y, Emergence and pandemic potential of swine-origin H1N1 influenza virus, *Nature*, 459, 7249(2009), pp931-9.

[158] Nie C, Sato K, Misawa N, Kitayama H, Fujino H, Hiramatsu H, Heike T, Nakahata T, Tanaka Y, Ito M and Koyanagi Y, Selective infection of CD4+ effector memory T lymphocytes leads to preferential depletion of memory T lymphocytes in R5 HIV-1-infected humanized NOD/SCID/IL-2Rgammanull mice, *Virology*, 394, 1(2009), pp64-72.

[159] Nishimura Y, Igarashi T, Donau OK, Buckler-White A, Buckler C, Lafont BA, Goeken RM, Goldstein S, Hirsch VM and Martin MA, Highly pathogenic SHIVs and SIVs target different CD4+ T cell subsets in rhesus monkeys, explaining their divergent clinical courses, *Proc. Natl. Acad. Sci. USA.*, 101, 33(2004), pp12324-12329.

[160] Nowak MA, Bonhoeffer S, Loveday C, Balfe P, Semple M, Kaye S, Tenant-Flowers M and Tedder R, HIV results in the frame. Results confirmed, *Nature*, 375, 6528(1995), pp193; author reply pp198.

[161] Nowak MA, Lloyd AL, Vasquez GM, Wiltrout TA, Wahl LM, Bischofberger N, Williams J, Kinter A, Fauci AS, Hirsch VM and Lifson JD, Viral dynamics of primary viremia and antiretroviral therapy in simian immunodeficiency virus infection, *J. Virol.*, 71, 10(1997), pp7518-7525.

[162] Nowak MA and May RM, Virus dynamics, *Oxford University Press*, 2000.

[163] Oue M, Sakabe S, Horiike M, Yasui M, Miura T and Igarashi T, No viral evolution in the lymph nodes of simian immunodeficiency virus-infected rhesus macaques during combined antiretroviral therapy, *J. Virol.*, 87, 8(2013), pp4789-4793.

[164] Palese P and Shaw ML, Orthomyxoviridae: the viruses and their replication, Fields Virology, eds Knipe DM & Howley PM *Lippincott Williams & Wilkins*, 5 Ed(2007), pp1647-89.

[165] Palmer S, Maldarelli F, Wiegand A, Bernstein B, Hanna GJ, Brun SC, Kempf DJ, Mellors JW, Coffin JM and King MS, Low-level viremia persists for at least 7 years in patients on suppressive antiretroviral therapy, *Proc. Natl. Acad. Sci. USA.*, 105, 10(2008), pp3879-3884.

[166] Pawlotsky JM, Dahari H, Neumann AU, Hezode C, Germanidis G, Lonjon I, Castera L and Dhumeaux D, Antiviral action of ribavirin in chronic hepatitis C, *Gastroenterology*, 126, 3(2004), pp703-714.

[167] Parretta E, Cassese G, Santoni A, Guardiola J, Vecchio A and Di Rosa F, Kinetics of in vivo proliferation and death of memory and naive CD8 T cells: parameter estimation based on 5-bromo-2'-deoxyuridine incorporation in spleen, lymph nodes, and bone marrow, *J. Immunol.*, 180, 11(2008), pp7230-7239.

[168] Pawlotsky JM, Germanidis G, Neumann AU, Pellerin M, Frainais PO and Dhumeaux D, Interferon resistance of hepatitis C virus genotype 1b: relationship to nonstructural 5A gene

quasispecies mutations, *J. Virol.*, 72, 4(1998), pp2795-805.

[169] Perelson AS, Neumann AU, Markowitz M, Leonard JM and Ho DD, HIV-1 dynamics in vivo: virion clearance rate, infected cell life-span, and viral generation time, *Science*, 271, 5255(1996), pp1582-1586.

[170] Perelson AS, Essunger P, Cao Y, Vesanen M, Hurley A, Saksela K, Markowitz M and Ho DD, Decay characteristics of HIV-1-infected compartments during combination therapy, *Nature*, 387, 6629(1997), pp188-191.

[171] Perelson AS and Nelson PW, Mathematical analysis of HIV-1 dynamics in vivo, *SIAM Rev.*, 41, 1(1999), pp3-44.

[172] Perelson AS, Modelling viral and immune system dynamics, *Nat. Rev. Immunol.*, 2, 1(2002), pp28-36.

[173] Phillips AN, Sabin CA, Mocroft A and Janossy G, HIV results in the frame. Antiviral therapy, *Nature*, 375, 6528(1995), pp195; author reply pp198.

[174] Pileri P, Uematsu Y, Campagnoli S, Galli G, Falugi F, Petracca R, Weiner AJ, Houghton M, Rosa D, Grandi G and Abrignani S, Binding of hepatitis C virus to CD81, *Science*, 282, 5390(1998), pp938-941.

[175] Ploss A, Evans MJ, Gaysinskaya VA, Panis M, You H, de Jong YP and Rice CM, Human occludin is a hepatitis C virus entry factor required for infection of mouse cells, *Nature*, 457, 7231(2009), pp882-886.

[176] Portsmouth S, Stebbing J and Gazzard B, Current treatment of HIV infection, *Curr. Top. Med. Chem.*, 3, 13(2003), pp1458-1466.

[177] Powers KA, Dixit NM, Ribeiro RM, Golia P, Talal AH and Perelson AS, Modeling viral and drug kinetics: hepatitis C virus treatment with pegylated interferon alfa-2b, *Semin. Liver. Dis.*, 23, Suppl 1(2003), pp13-18.

[178] Ramratnam B, Bonhoeffer S, Binley J, Hurley A, Zhang L, Mittler JE, Markowitz M, Moore JP, Perelson AS and Ho DD, Rapid production and clearance of HIV-1 and hepatitis C virus assessed by large volume plasma apheresis, *Lancet*, 354, 9192(1999), pp1782-1785.

[179] Ribeiro RM and Bonhoeffer S, A stochastic model for primary HIV infection: optimal timing of therapy, *AIDS*, 13, 3(1999), pp351-357.

[180] Ribeiro RM, Mohri H, Ho DD and Perelson AS, In vivo dynamics of T cell activation, proliferation, and death in HIV-1 infection: why are CD4+ but not CD8+ T cells depleted?, *Proc. Natl. Acad. Sci. USA.*, 99, 24(2002), pp15572-15577.

[181] Ribeiro RM, Qin L, Chavez LL, Li D, Self SG and Perelson AS, Estimation of the initial viral growth rate and basic reproductive number during acute HIV-1 infection, *J. Virol.*, 84, 12(2010), pp6096-6102.

[182] Richman DD, HIV chemotherapy, *Nature*, 410, 6831(2001), pp995-1001.

[183] Rong L and Perelson AS, Modeling HIV persistence, the latent reservoir, and viral blips, *J. Theor. Biol.*, 260, 2(2009), pp308-331.

[184] Rong L and Perelson AS, Treatment of hepatitis C virus infection with interferon and small molecule direct antivirals: viral kinetics and modeling, *Crit. Rev. Immunol.*, 30, 2(2010), pp131-48.

[185] Rong L, Dahari H, Ribeiro RM and Perelson AS, Rapid emergence of protease inhibitor resistance in hepatitis C virus, *Sci. Transl. Med.*, 2, 30(2010), pp1-8.

[186] Rosen HR and Gretch DR, Hepatitis C virus: current understanding and prospects for future therapies, *Mol. Med. Today*, 5, 9(1999), pp393-399.

[187] Rosenzweig M, DeMaria MA, Harper DM, Friedrich S, Jain RK and Johnson RP, Increased rates of CD4(+) and CD8(+) T lymphocyte turnover in simian immunodeficiency virus-infected macaques, *Proc. Natl. Acad. Sci. USA.*, 95, 11(1998), pp6388-6393.

[188] 佐藤總夫, 自然の数理と社会の数理—微分方程式で解析する, 日本評論社, 1984.

[189] Saito Y, Uchida N, Tanaka S, Suzuki N, Tomizawa-Murasawa M, Sone A, Najima Y, Takagi

S, Aoki Y, Wake A, Taniguchi S, Shultz LD and Ishikawa F, Induction of cell cycle entry eliminates human leukemia stem cells in a mouse model of AML, *Nat. Biotechnol.*, 28, 3(2010), pp275-280.

[190] Sato K, Izumi T, Misawa N, Kobayashi T, Yamashita Y, Ohmichi M, Ito M, Takaori-Kondo A and Koyanagi Y, Remarkable lethal G-to-A mutations in vif-proficient HIV-1 provirus by individual APOBEC3 proteins in humanized mice, *J. Virol.*, 84, 18(2010), pp9546-9556.

[191] 佐藤 佳, 小柳義夫, HIV-1 のウイルス一宿主相互作用と新規治療薬の開発, 実験医学, 28, 18(2010), pp2961-2968.

[192] Sato K, Nie C, Misawa N, Tanaka Y, Ito M and Koyanagi Y, Dynamics of memory and naive CD8+ T lymphocytes in humanized NOD/SCID/IL-2Rgammanull mice infected with CCR5-tropic HIV-1, *Vaccine*, 28, Suppl 2(2010), B32-37.

[193] Sato K, Misawa N, Nie C, Satou Y, Iwakiri D, Matsuoka M, Takahashi R, Kuzushima K, Ito M, Takada K and Koyanagi Y, A novel animal model of Epstein-Barr virus-associated hemophagocytic lymphohistiocytosis in humanized mice, *Blood*, 117, 21(2011), pp5663-5673.

[194] Sato K and Koyanagi Y, The mouse is out of the bag: insights and perspectives on HIV-1-infected humanized mouse models, *Exp. Biol. Med.*, (2011), pp1-9.

[195] Scarselli E, Ansuini H, Cerino R, Roccasecca RM, Acali S, Filocamo G, Traboni C, Nicosia A, Cortese R and Vitelli A, The human scavenger receptor class B type I is a novel candidate receptor for the hepatitis C virus, *EMBO J.*, 21, 19(2002), pp5017-5025.

[196] Schulze-Horsel J, Schulze M, Agalaridis G, Genzel Y and Reichl U, Infection dynamics and virus-induced apoptosis in cell culture-based influenza vaccine production - Flow cytometry and mathematical modeling, *Vaccine*, 27, 20(2009), pp2712-2722.

[197] Schuurman R, Nijhuis M, van Leeuwen R, Schipper P, de Jong D, Collis P, Danner SA, Mulder J, Loveday C and Christopherson C, Rapid changes in human immunodeficiency virus type 1 RNA load and appearance of drug-resistant virus populations in persons treated with lamivudine (3TC), *J. Infect. Dis.*, 171, 6(1995), pp1411-1419.

[198] Shibata R, Kawamura M, Sakai H, Hayami M, Ishimoto A and Adachi A, Generation of a chimeric human and simian immunodeficiency virus infectious to monkey peripheral blood mononuclear cells, *J. Virol.*, 65, 7(1991), pp3514-3520.

[199] Shinde V, Bridges CB, Uyeki TM, Shu B, Balish A, Xu X, Lindstrom S, Gubareva LV, Deyde V, Garten RJ, Harris M, Gerber S, Vagasky S, Smith F, Pascoe N, Martin K, Dufficy D, Ritger K, Conover C, Quinlisk P, Klimov A, Bresee JS and Finelli L, Triple-reassortant swine influenza A (H1) in humans in the United States, 2005-2009, *N. Engl. J. Med.*, 360, 25(2009), pp2616-25.

[200] Simon V and Ho DD, HIV-1 dynamics in vivo: implications for therapy, *Nat. Rev. Microbiol.*, 1, 3(2003), pp181-190.

[201] Smith AM, Adler FR and Perelson AS, An accurate two-phase approximate solution to an acute viral infection model, *J. Math. Biol.*, 60, 5(2010), pp711-726.

[202] Sprent J and Tough D, HIV results in the frame. CD4+ cell turnover, *Nature*, 375, 6528(1995), pp194; author reply pp198.

[203] Stafford MA, Corey L, Cao Y, Daar ES, Ho DD and Perelson AS, Modeling plasma virus concentration during primary HIV infection, *J. Theor. Biol.*, 203, 3(2000), pp285-301.

[204] Stevenson M, HIV-1 pathogenesis, *Nat. Med.*, 9, 7(2003), pp853-860.

[205] Tanaka Y, Nishida N, Sugiyama M, Kurosaki M, Matsuura K, Sakamoto N, Nakagawa M, Korenaga M, Hino K, Hige S, Ito Y, Mita E, Tanaka E, Mochida S, Murawaki Y, Honda M, Sakai A, Hiasa Y, Nishiguchi S, Koike A, Sakaida I, Imamura M, Ito K, Yano K, Masaki N, Sugauchi F, Izumi N, Tokunaga K and Mizokami M, Genome-wide association of IL28B with response to pegylated interferon-alpha and ribavirin therapy for chronic hepatitis C, *Nat. Genet.*, 41, 10(2009), pp1105-1109.

[206] 高木貞治, 解析概論, 岩波書店, 1938.

[207] 竹原徹郎, C型肝炎に対する抗ウイルス治療の現状と今後の展望, *YAKUGAKU ZASSHI*, 130, 2(2010), pp143-156.

[208] Tsai WP, Conley SR, Kung HF, Garrity RR and Nara PL, Preliminary in vitro growth cycle and transmission studies of HIV-1 in an autologous primary cell assay of blood-derived macrophages and peripheral blood mononuclear cells, *Virology*, 226, 2(1996), pp205-216.

[209] Thieme HR, Mathematics in population biology, *Princeton University Press*, 2003.

[210] Veazey RS, DeMaria M, Chalifoux LV, Shvetz DE, Pauley DR, Knight HL, Rosenzweig M, Johnson RP, Desrosiers RC and Lackner AA, Gastrointestinal tract as a major site of CD4+ T cell depletion and viral replication in SIV infection, *Science*, 280, 5362(1998), pp427-431.

[211] Vermehren J and Sarrazin C, New hepatitis C therapies in clinical development, *Eur. J. Med. Res.*, 16, 7(2011), pp303-314.

[212] Wakita T, Pietschmann T, Kato T, Date T, Miyamoto M, Zhao Z, Murthy K, Habermann A, Krausslich HG, Mizokami M, Bartenschlager R and Liang TJ, Production of infectious hepatitis C virus in tissue culture from a cloned viral genome, *Na.t Med.*, 11, 7(2005), pp791-796.

[213] Webster RG, Bean WJ, Gorman OT, Chambers TM and Kawaoka Y, Evolution and ecology of influenza A viruses, *Microbiol. Rev.*, 56, 1(1992), pp152-79.

[214] Weber J and Galpin S, HIV results in the frame. Cyclosporin A, *Nature*, 375, 6528(1995), pp198; author reply pp198.

[215] Wei X, Ghosh SK, Taylor ME, Johnson VA, Emini EA, Deutsch P, Lifson JD, Bonhoeffer S, Nowak MA, Hahn BH, Saag MS and Shaw GM, Viral dynamics in human immunodeficiency virus type 1 infection, *Nature*, 373, 6510(1995), pp117-122.

[216] Wilson IA and Cox NJ, Structural basis of immune recognition of influenza virus hemagglutinin, *Annu. Rev. Immunol.*, 8, (1990), pp737-771.

[217] Wodarz D, Killer Cell Dynamics: Mathematical and Computational Approaches to Immunology, *Springer*, 2006.

[218] Wright PF, Neumann G, and Kawaoka Y, Orthomyxoviruses. Fields Virology, eds Knipe DM & Howley PM, *Lippincott Williams & Wilkins*, 5 Ed (2007), pp 1691-1740.

[219] Wu H, Zhu H, Miao H and Perelson AS, Parameter identifiability and estimation of HIV/AIDS dynamic models, *Bull. Math. Biol.*, 70, 3(2008), pp785-799.

[220] Wunschmann S, Medh JD, Klinzmann D, Schmidt WN and Stapleton JT, Characterization of hepatitis C virus (HCV) and HCV E2 interactions with CD81 and the low-density lipoprotein receptor, *J. Virol.*, 74, 21(2000), pp10055-10062.

[221] 柳田英二, 栄 伸一郎, 常微分方程式論, 朝倉書店, 2002.

[222] 柳 雄介, 病原体の宿主域とトロピズム, 実験医学, 27, 10(2009), pp1564-1567.

[223] 山内一也, ウイルスと人間, 岩波書店, 2005.

[224] Ye P and Kirschner DE, Reevaluation of T cell receptor excision circles as a measure of human recent thymic emigrants, *J. Immunol.*, 168, 10(2002), pp4968-4979.

[225] 吉沢太郎, 微分方程式入門, 朝倉書店, 1967.

[226] Zhang L, Dailey PJ, He T, Gettie A, Bonhoeffer S, Perelson AS and Ho DD, Rapid clearance of simian immunodeficiency virus particles from plasma of rhesus macaques, *J. Virol.*, 73, 1(1999), pp855-860.

[227] Zhirnov OP, Konakova TE, Wolff T and Klenk HD, NS1 protein of influenza A virus down-regulates apoptosis, *J. Virol.*, 76, 4(2002), pp1617-1625.

[228] Zhong J, Gastaminza P, Cheng G, Kapadia S, Kato T, Burton DR, Wieland SF, Uprichard SL, Wakita T and Chisari FV, Robust hepatitis C virus infection in vitro, *Proc. Natl. Acad. Sci. USA.*, 102, 26(2005), pp9294-9299.

[229] Zoulim F, Haem J, Ahmed SS, Chossegros P, Habersetzer F, Chevallier M, Bailly F and Trepo C, Ribavirin monotherapy in patients with chronic hepatitis C: a retrospective study of 95 patients, *J. Viral. Hepat.*, 5, 3(1998), pp193-198.

あとがき

数理科学者が他分野との融合研究を展開するとき，数学的な定式化，及び，理論体系の美しさのみに注目しがちである．しかし，それは真の融合研究とは言えない．重要なことは，いま，融合しようとする分野において何が必要とされており，何が不足しているのかを理解し，また，当然ではあるがその分野を専門家同様，深く知らなければならない．これらの点を軽視すれば“独りよがりな応用数学”となり，潜在的には素晴らしい理論であっても誰からも見向きもされなくなる可能性が出てくる．本書では，ウイルス感染のダイナミクスを定量化するための数理科学と実験科学の融合研究について，特に，その数学的手法とウイルス学への貢献に焦点を当てながら，なるべく多くの参考文献を紹介しつつ，説明してきた．本書が一助となり，多くの数理科学者がウイルス学そのものに興味をもち，日本初のオリジナル融合研究が多数誕生すること望んでいる．自らの研究指針をここに誓い，本書のあとがきとさせていただく．

索　引

著者略歴

いわ　み　しん　ご
岩 見 真 吾

1982年　和歌山県生まれ
2009年　静岡大学創造科学技術大学院自然科学系教育部 博士後期課程（短縮）修了
　　　　博士（理学）
現　在　名古屋大学大学院理学研究科生命理学専攻　教授
専　門　数理科学・数理生物学

さ　とう　けい
佐 藤　佳

1982年　山形県生まれ
2010年　京都大学大学院医学研究科 博士課程3年次早期修了
　　　　博士（医学）
現　在　東京大学医科学研究所　准教授
専　門　システムウイルス学

たけ　うち　やす　ひろ
竹 内 康 博

1951年　静岡県生まれ
1979年　京都大学大学院工学研究科 博士課程（数理工学専攻）修了
　　　　工学博士
現　在　青山学院大学客員教授・静岡大学客員教授・東京大学連携併任客員教授
専　門　生物数学

シリーズ・現象を解明する数学
ウイルス感染と常微分方程式

Ordinary Differential Equations
in Virus Infections

2017 年 4 月 25 日　初版 1 刷発行
2021 年 5 月 1 日　初版 2 刷発行

検印廃止
NDC 413.62, 493.87
ISBN 978-4-320-11006-9

著　者　岩見真吾
　　　　佐藤　佳　© 2017
　　　　竹内康博

発行者　南條光章

発行所　**共立出版株式会社**
　　　　東京都文京区小日向 4-6-19
　　　　電話　03-3947-2511（代表）
　　　　〒 112-0006／振替口座 00110-2-57035
　　　　URL www.kyoritsu-pub.co.jp

印　刷　啓文堂

製　本　ブロケード

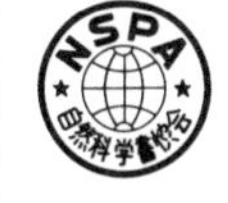

一般社団法人
自然科学書協会
会員

Printed in Japan